寄り添う法医学

―「愛」と「生」と「死」と―

羽竹勝彦

はじめに

この度、法医学に関する本を書く機会を与えていただいた。私は40年余り法医学にたずさわってきたこともあり、一般者向けに自分自身が思い描いていたことを書物にしたいと思っていたので、有難く思い引き受けることにした。

私が法医学に進んだ40年程前と違って、法医学も世間の認知度が高くなった。近年、しばしば法医学を扱ったテレビドラマなどが多くみられるようになったことからも推測できる。またドラマに出演している俳優も、人気俳優が起用されていて、それだけ法医学に対する関心が高くなったものと思える。以前から法医学のドラマはあり、現実とはかなりかけ離れた内容であったが、最近では法医学の先生が監修するようになり、かなり内容はしっかりしたものにはなってきた。しかし、ドラマであるがゆえに視聴率をあげなくてはならないこともあって、誤解を生むような場面も多々あり、そのような場面は正しく理解してもらいたいと思っていた。さらに新聞記事や報道番組などで殺人事件などが報道されるが、視聴者や読者がもう少し法医学の知識があれば、より興味をもって、深く理解できるのではないかと思う。たとえば、「……現在身元確認中である」とか「被害者が抵抗したあとがないことから……」という記事などに接した時に、どういう意味であるのかなどを知っていれば、深く記事を読めると思う。さらに最近、現役の俳優など有名人の自殺が続いた。死因は何か、それに関連する事柄など法医学的観点から身近な疑問に答えようと思った。一般人向けの法医学の本も今までに出ているが、多くは解剖事例などを扱ったものが多く、法医学がどのようなことを行っているのか、基本的な知識の解説はほとんどないように思う。解説の部分は少し詳しくなったかもしれないがドラマでも専門用語が使われるようになり、用語の意味を知っていればもう少し興味深く見ることができるのではないかと思う。

最後は、青春時代において与えられた大きな課題に対する私なりの回答である。青春の最大の特徴は一生かかっても解決できないような課題に取り組むことができることにある。その課題のひとつに「愛」と「生」と「死」の問題がある。私は高校3年生の時に友人の死をきっかけに「死」とは何かという課題を与えられた。医学部に入学し法医学の講義を聞き、多くのご遺体の写真を見た。その中で「死」はなにも高齢者だけでなく年齢に関係なくやってくるものであり、また病気だけでなく色々な「死に様」があることを知った。どんなに若くて健康でも、死を覚悟しておくことは青春の大切な心がまえではないだろうか。卒業後、法医学教室に入り40年間法医学の世界とかかわり、その間「死とは何か」という私に与えられた課題について考えてきた。しかし未だにその回答は得られていない。

法医学の解剖対象は、明らかに診断された内因性疾患（病気）以外の異状死体である。その死は解剖によって病死とわかる人も多いが「殺人」「溺死」「焼死」「凍死」や「交通事故」など外因的要因で死亡する人が大半である。日常、法医学の解剖業務において様々な死に出会っている私は、これら多くの死者との出会いによって人生とは何かという問題に対する回答を実感として教えてもらっている。その中で死者の語りかけを感じることがある。死者が発するメッセージを死亡状況や死体所見から読み取り、それにより死因や死後経過時間など医学的判断を正確に下せることがある。もう一つは様々な様態で死亡する死者が生者に対して送る人生論的メッセージである。本書では「法医学とは何か」「どのようなことをしているのか」「どのように社会とかかわりあっているのか」、また今までに経験した多くの死体の検案解剖に際して、死者の語りかけを法医学本来の観点と生や死という観点から記載した。

本書はこのような観点から法医学を理解してもらい、また一法医学者のつぶやきから生や死について考えるきっかけになってもらえると同時に、法医学の社会における役割を理解していただければ、望外の喜びである。

2021年3月

羽竹勝彦

目　次

第2章　死因を社会にフィードバック

第3章　死体が発するメッセージ

第４章　死者が語りかける人生

第5章　法医学は時代とともに

第1章　法医学を知る

1．法医学とは何か

法医学会のホームページには、「医学的解明助言を必要とする法律上の案件、事項について、科学的で公正な医学的判断を下すことによって、個人の基本的人権の擁護、社会の安全、福祉の維持に寄与することを目的とする医学である」と記載されている。

殺人や傷害致死などの刑事事件、勤務中での死亡（労災との関係）、交通事故による傷害や死亡などの災害は、法律にかかわる案件となりその解決の中において、医学的知識を必要とする諸問題を取り扱い、これらに対して公正な判断を下す学問といえる。たとえば勤務中に死亡して発見された場合、その死因がわからないことがある。このような時、解剖により死因を明らかにすることによって、病死なのか災害死なのかを判断できる。また過労死ではないかという問題が起こり、法的な問題が生じてくる。このような問題に対して裁判官、検察官（検事）、弁護士など医学的知識に乏しい司法関係者に対して、仲立ちの役割を担い医学的な観点から解決にあたることになる。また多くの死者の解剖を通して孤独死や児童あるいは高齢者の虐待など社会的問題に関する事象を抽出し、その実態の分析結果を還元して社会の安全や福祉に大きく寄与する社会医学としての役割を担っている。

法医学の業務

法医学は「どんな仕事をしているのか」と疑問に思っている人も多いだろう。法医学イコール解剖で、事件に巻き込まれた人の解剖ばかりをしていると思われているかもしれない。法医解剖を行っているのは医学部や医科大学の法医学教室（全国約85大学）だけでなく、監察医制度が施行されている地域の東京都監察医務院、大阪府監察医事務所や兵庫県監察医務室でも監察医が行っている。本来の法医学の業務は大学の法医学教室で行われている。1つは法医解剖、2つ目は教育、3つ目は研究である。法医解剖は事件性あるいはその疑いのある解剖や死因を明らかにする解剖である。教育は医学部・医科大学の学生に対する講義や実習など、また警察大学校の学生をはじめとする警察官や検案にたずさわる臨床医、司法試験に合格した司法修習生など法医学的知識を必要とする職種の人たちにも講義、解剖見学などを行っている。研究は法医学にかかわる研究が行われているが、各大学の法医学教室によって研究テーマは異なる。たとえばアルコール代謝や薬毒物の研究、DNA多型の解析、画像解析による年齢推定および個人識別に関する研究、突然死の機序に関する研究や正確な死因判断を行うための診断法の開発など多岐にわたっている。一方、監察医の業務としては大学で行われているような教育、研究は行われておらず、事件性のない行政解剖を行うことが主体になっている。

また法医学教室では前述の3つの業務に加え、つぎのような業務も法医学の対象になっている。

①人体(生体)をあつかう場合
②物体をあつかう場合
③現場の場合
④書類の場合

①人体(生体)をあつかう場合には、

(1)創傷に関する問題があり、犯罪事件、交通事故、労働災害などの傷害の程度の判定、予後の推定、成傷器(傷をつけた器物)の推定などがある。

(2)強姦など性に関する問題があり、以前は法医学者も行っていたようであるが、現在は産婦人科の医師が行っている。

(3)親子鑑定に関する業務もあり、DNA鑑定がおこなわれているが、すべての大学の法医学教室で行われておらず、DNA研究をおこなっている教室に限られているのが現状である。以前は民事裁判での親子鑑定を引き受けている教室もあったが、近年民間業者が行うようになり、法医学教室では刑事事件の場合に限られてきている。

(4) 薬物の服用や乱用の有無という観点で血液、尿や体液などからアルコール、覚醒剤、麻薬などの薬物を測定している。薬物の分析器を使うのでその維持・管理が大変なこともあり、すべての教室でおこなわれているとは限らない。科学捜査研究所でもおこなわれている。

②物体をあつかう場合には毛髪、血痕からの血液型の推定、膣内容からの精子の検出、歯牙の摩耗度などからの年齢推定などがある。歯牙に関しては歯科医にお願いすることもあるが、それ以外の物体検査は法医学教室で行うよりも、科学捜査研究所で行っているのが現状である。

③現場の場合は犯行現場、死亡場所、死体発見場所などに行って、現場と死体に見られる損傷などの相互関係を明らかにする場合がある。

④書類の場合は医師のカルテ、各種診断書、死亡診断書、死体検案書などをみて、死因、損傷診断やこれら書類の真偽などを確かめることがある。

解剖業務は大学によって異なるが、一般には解剖医、解剖補助者、記録係や血液や尿などの体液からアルコール検査、薬物検査、臓器の組織標本を作製する技術員などがおり、これらがチームになって死因の究明に関与している。

法医学者と臨床医

医学部・医科大学を卒業し、医師国家試験に合格した者は、臨床研修を終えた後、専門の科をめざして進む。大きく分けて臨床医学（内科、外科など）と基礎医学（法医学、解剖学、生理学など）がある。ほとんどは臨床医学に進むが、法医学に進む者は大学の法医学教室に籍を置き、一定の期間、死体の検案・解剖の経験を積み、また研究に従事する。時には学生の教育にも参加する。多くは法医学教室にそのまま残るが、一部の人は臨床医として法医学を離れることもある（図1）。このように法医学で研鑽した後、臨床医になった人は法医経験を生かして非常勤監察医として臨床医をしながら働いている人もわずかにいる。しかし、通常臨床医は医師国家試験合格後、臨床研修を終

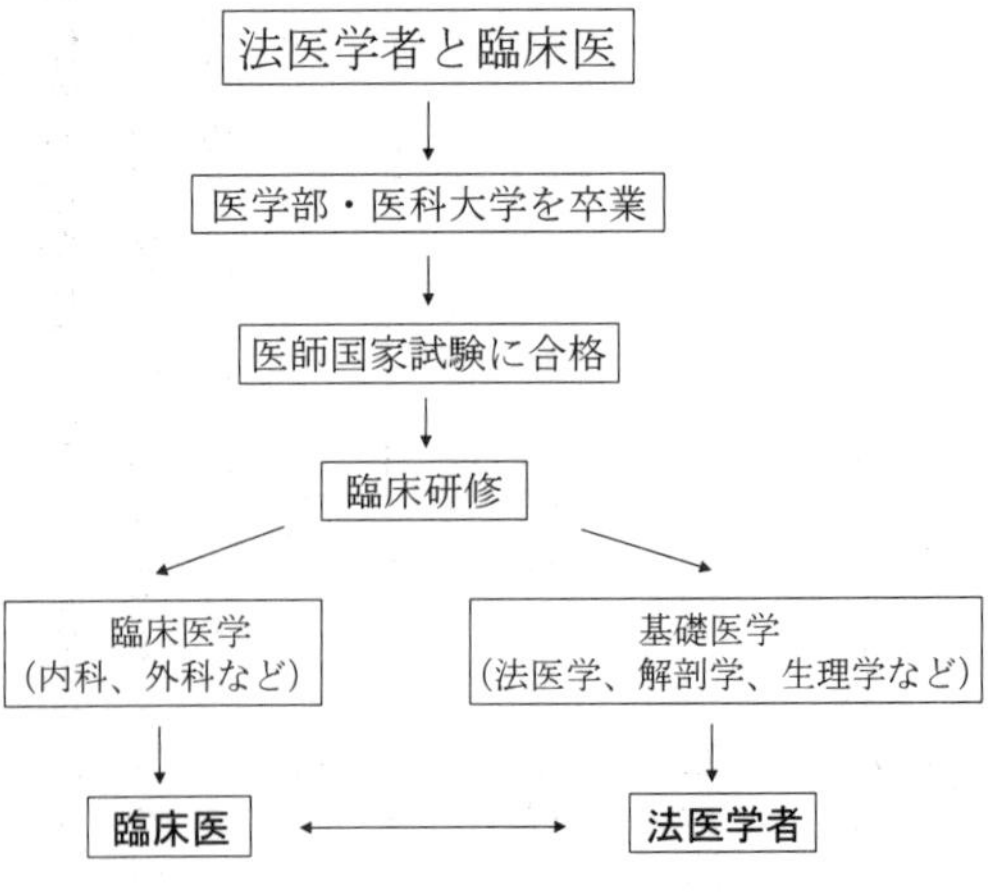

図１

えてそれぞれ内科、外科や産婦人科など各専門科へ進んでいく。したがって臨床医は医学生の時に法医学の講義を聞くのみで、国家試験に合格した後の臨床研修で死体検案や法医解剖の研修は行われないため、解剖はもちろん死体検案さえも全くと言っていいほど経験する機会がない。人は体調が悪くなれば医療機関で診察・検査を受け、診断結果をもとに治療を受ける。診断・治療は臨床医の大きな役目である。もし患者が死亡すれば死亡診断書を発行する。しかし犯罪に関わって亡くなった人、死亡して発見されたり、今まで医療機関にかかったことがない人や、生来元気な人が突然死亡したり、事件性は無くても死因がわからない人、自殺や災害死などがあれば、これらの遺体について検案・解剖を行い死因の究明や死後経過時間の推定などの医学的判断をし、死体検案書を作成することは専門外であり、これについては法医学者の専門になる。しかし臨床医のように診断、治療、手術などを行うことは法医学者にとって専門外になる。同じ医師免許を持っていても、その役割は大きく異なる。

医学的死と異状死とは何か

法医学は主に「死」を扱う学問といってもいいかもしれない。しかし、その意味する「死」は臨床的・

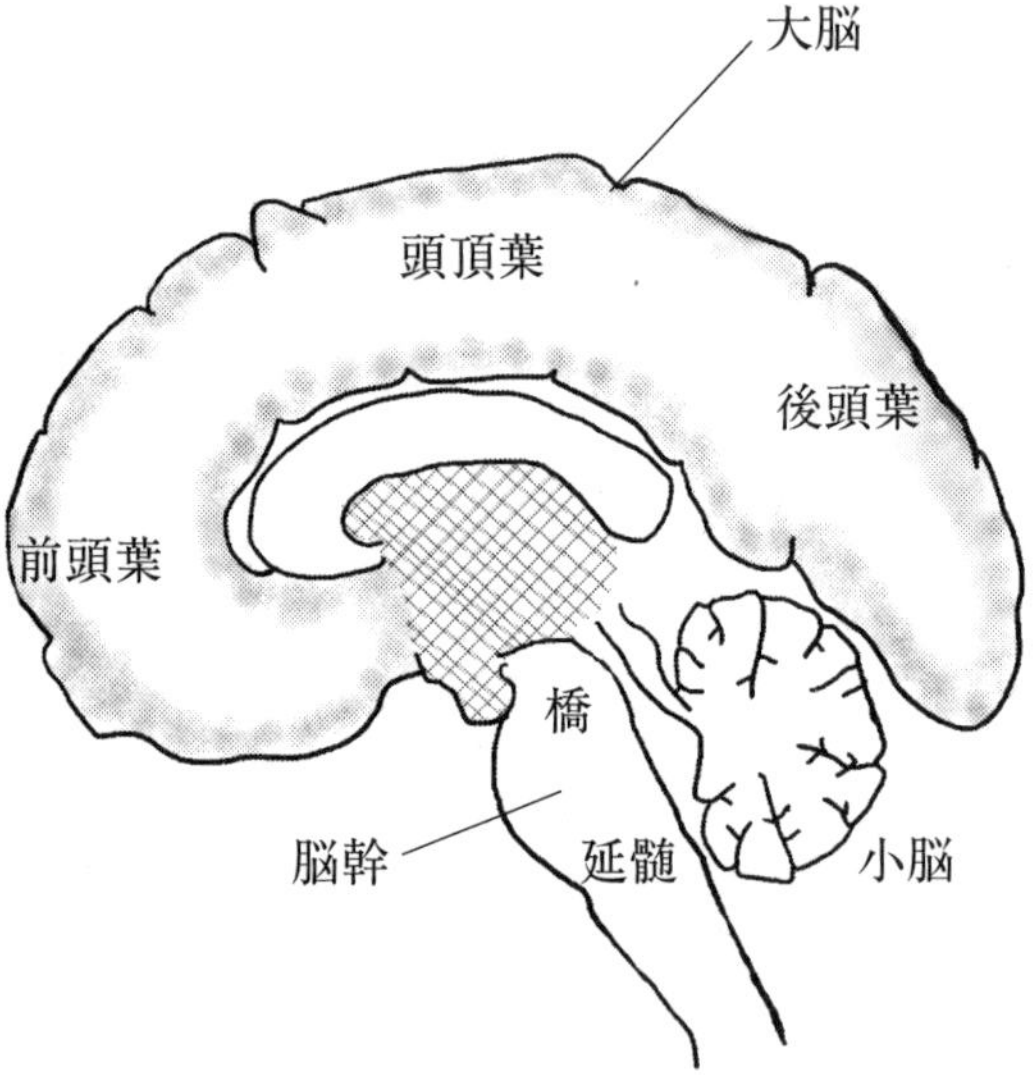

図2　脳の断面図

医学的な「死」というよりも法医学的な「死」である。

医学的死は2010年に改正された臓器移植法において脳死を人の死としている。人の脳は大脳、小脳、脳幹の3つからなり(図2)、脳死は大脳、小脳、脳幹を含むすべての機能が失われた状態、すなわち全脳死を意味している。しかし脳死判定は臓器移植に関連した場合のみ行われ、通常では臨床上の死、すなわち呼吸停止、循環の停止(心拍動の停止など)、中枢神経機能の停止(意識消失や瞳孔散大、対光反射の消失など)の3つの機能停止を確認して個体死としている。したがって病院などの医療機関での死の判定は呼吸停止、心停止、脳機能停止を確認して「ご臨終です」と死の宣言をしている。脳死判定する場合は、本人が死亡後臓器移植を希望している場合や本人の意思が不明でも家族が承諾しているなどの条件の下、脳機能の停止を確認すれば「死」であるので、呼吸や心臓が動いていても臓器の摘出が行われることになる。

異状死は医学的な「死」を意味するのではなく、法医学的観点からの死である。異状死体を一言でいえば、「明らかに診断された内因性疾患(病気)以外で死亡した死」をいう。多くの人は自分が死亡する時には自宅や病院を含めた医療機関や施設で病気により家族や医療関係者に看取られて死んでいくと漠然と思っているのではないだろうか。このような場合には死亡場所や死因がわかっており、とりたてて問題はない。あえて言うならこのような死は「通常の死」あるいは「普通の死」と言えるであろう。しかし、殺人や災害死など病気以外で亡くなった場合はもちろんのこと、自宅で亡くなっても誰にも看取られずに、あるいは路上などで死亡して発見されたり、死因がわからない場合も結構多い。このように「通常の死亡でない」場合は「異状死」と呼ばれる。医師は「死体を検案して異状があれば警察へ届け出る義務（異状死体の届出義務）」が医師法第21条に定められている。つまり死体を検案する機会の多い医師に対して、犯罪性の見逃しをなくすために異状死体として警察へ届け出る義務を課している。また救急隊も現場到着時に心肺停止などの患者や死亡者に接することが多く、死亡を確認できたような場合（死後硬直や死斑の確認、高度腐敗、遺体の高度損壊など）、警察へ届け出るシステムになっている。

2．死亡後、埋葬されるまでの経過

多くの人は病院を含めた医療機関や施設で、医療関係者や家族に看取られ病気で死亡する。このような場合、臨床医は死亡診断書を書き死亡を証明する。一方、死体で発見されたり、あるいは事件に巻き込まれているような場合は、死亡状況が不明であることが多いため、警察に異状死体として届け出る。警察は異状死体が明らかな犯罪死、犯罪の疑いのある死体（変死体）あるいは非犯罪死体のどれにあたるかの検視をして見極める。犯罪死、変死、非犯罪死の関係を図3に示している。

図3をみると変死体は変死者と変死の疑いのある死体を意味する。すなわち変死者は犯罪死体か非犯罪死体かの区別がつかない死体で、変死の疑いのある死体は自然死（病死や老衰）か不自然死かの区別がつかない死体をいう。

図4に示すように、異状死体は当初から事件性の有無がわからないので検視の形態をとるが、結果的に犯罪死体と分かれば検証、変死体であれば検視、事件性がないとわかれば検分ということになる。いずれにしろ、届け出られた異状死体は犯罪死体、変死体、非犯罪死体に振り分けられ、医師の検案後に犯罪死体や変死体であれば司法解剖になり、非犯罪死体であれば解剖せずに検案（死後診察）で終わるか、新法解剖あるいは承諾解剖をするか決定する。異

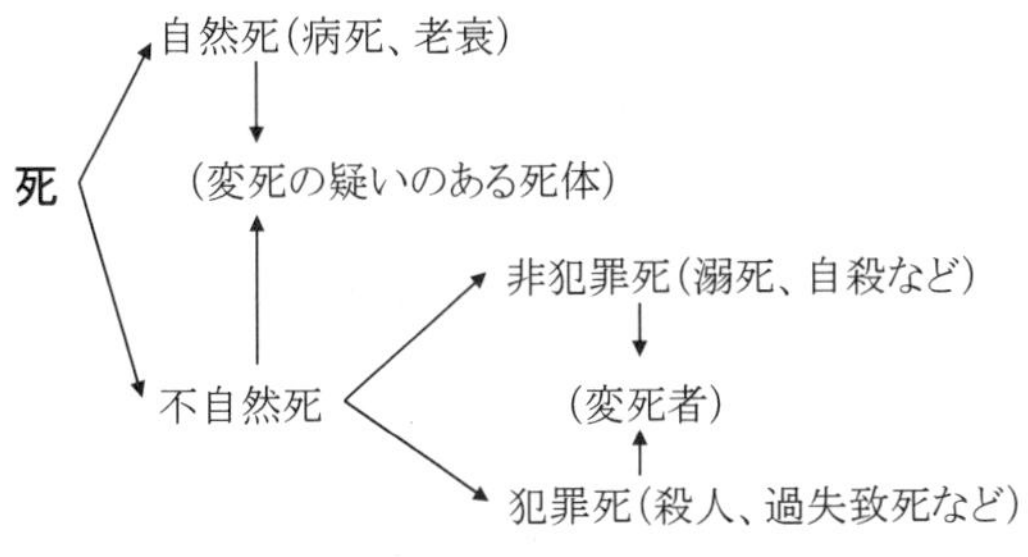

図3　犯罪死、変死体、非犯罪死体の関係

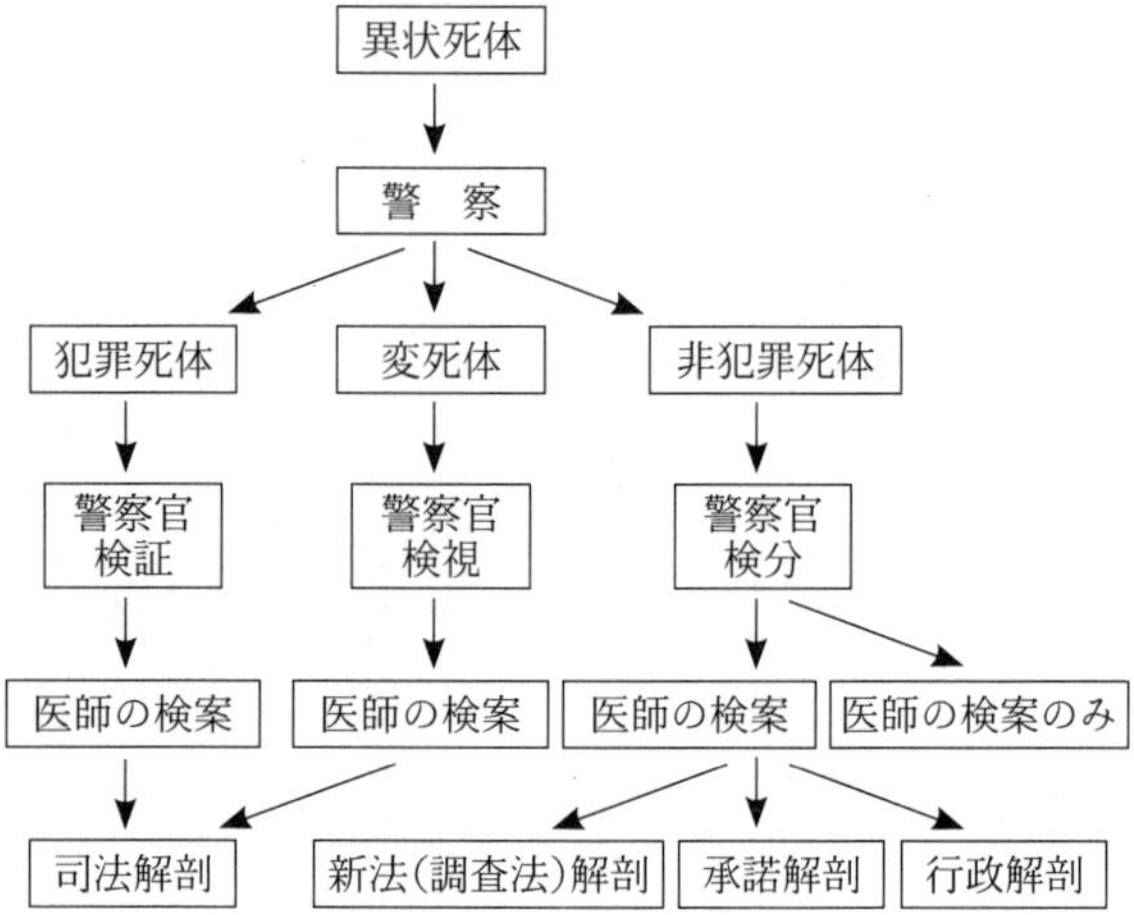

図4　異状死体届出後の取扱いについて

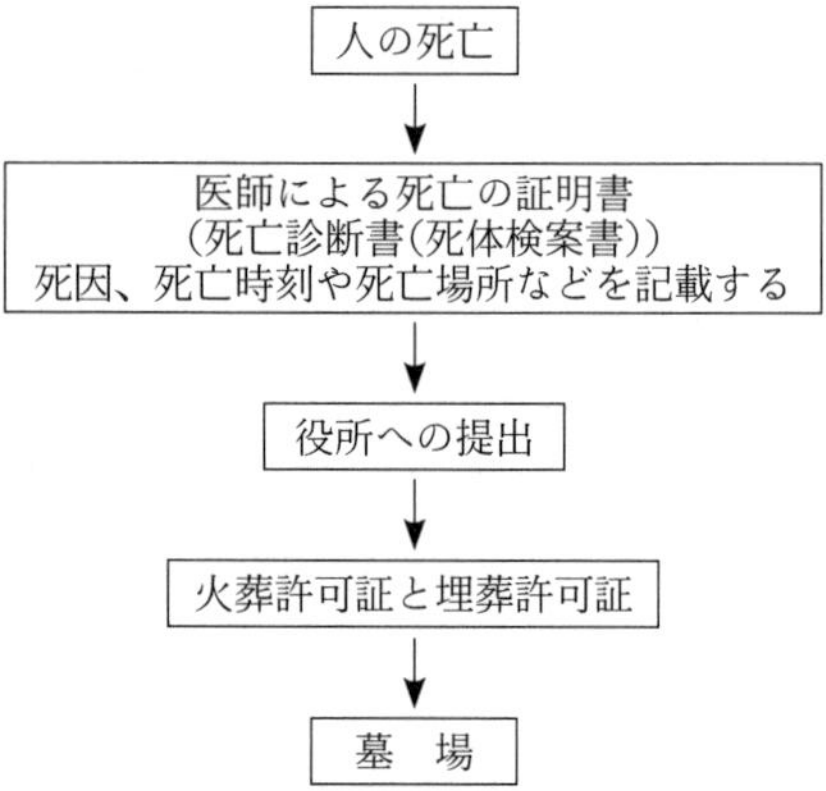

図5　死亡して埋葬されるまでの経過

状死体として届け出られた場合、検案あるいは解剖した医師は死亡診断書ではなく、死体検案書を作成して死亡の証明をする。

図5にあるように遺族は死亡診断書あるいは死体検案書をもらうと、役所の戸籍係に提出し、火葬許可証と埋葬許可証をもらって、葬儀ができお墓に埋葬されることになる。したがって死亡診断書や死体検案書がないと火葬や埋葬ができない。警察から異状死体の検案を依頼された医師が、「専門ではない」と言って拒絶すると、警察はまた別の医師に検案依頼することになる。これをくりかえすと、遺体のたらい回しになり、死体検案書の発行は遅れ、葬儀はできなくなる。したがって医師は診察を求めてきた患者を正当な理由なく拒否ができない（応召義務）ように、検案を依頼された場合でも、診察中であるなどの正当な理由がないと検案に応じる義務があ

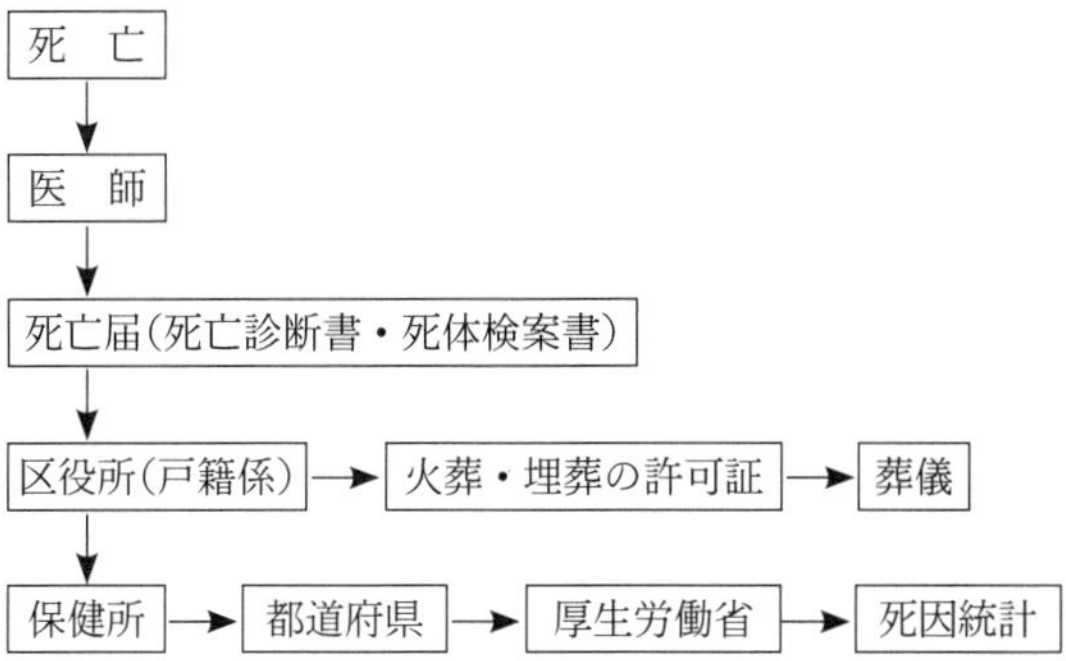

図6　死亡届はどう扱われるか

る。役所の戸籍係に提出された死亡診断書（死体検案書）は戸籍の抹消を行うとともに、保健所を経由して厚生労働省に送られ、死因統計に利用される（図6）。日本で多い死因として悪性新生物、心疾患、脳血管疾患、肺炎などと発表されるのは、この死因統計が利用されているからである。

検視、検死、検案とは

警察に異状死体の届出がなされると、検視が行われ、検視が終われば医師の立会の下、検案が行われる。あるいは検視と検案が同時に行われることもある。

「検視」とは変死者又は変死の疑いのある死体があるときは、検事または司法警察官（主に階級が巡査部長以上の警察官）が現場に赴き、異状死体およびその周囲の状況などを調査することをいう。具体的には「死因や死亡推定日時」、「変死体の姿勢や損傷状況」、「犯罪行為の証拠となる着衣、遺留品、携帯品などがあるか否か」、「周囲の地形及び事物の状況」などを調査することになる。検視は死体の外表検査のみに限られる。

「検死」は、法律用語ではなく、死因などの医学的判断をすることを目的として死体を検査することをいい、検視と検案、解剖の3つを包括した言葉として用いられているようである。

「検案」は医師が行い原則として、全身裸にして検査する。まず死体の外表検査（損傷の有無、死斑の部位・程度、死後硬直の発現部位・程度、角膜の混濁の程度、眼瞼結膜の溢血点の有無、浮腫や黄疸の有無、直腸温の測定など）をおこない、これらの外表所見にもとづいて現病歴、既往歴、死亡状況、発見状況などを参考にして医学的判断（死後経過時間、死因、個人同定、損傷と死因との関係など）をすることをいう。わかりやすくいうと、臨床医が問診、視診、触診、聴診、打診など患者を診察するように、検案は死体に対して死後診察をするようなものである。

検視は、遺体や周囲の状況を調べて、犯罪の疑いがあるか判断する刑事手続で、検案のように死体を実際に検査する事実行為とは異なる。

検視および検案の結果によって解剖の必要性があれば大学の法医学教室での法医解剖になり、そうでない場合は検案で終わる。

死亡診断書と死体検案書の違い

身内の人が亡くなって医師から死亡診断書でなく、死体検案書をもらった人もいるだろう。死亡診断書も死体検案書もいずれも医師が記載し、死亡証明になる書類である。氏名、性別、生年月日、死亡場所、死亡時刻、死因などの記載内容や書式もすべて同じである。違いは死亡診断書は診療継続中の患者が該当診療に係る傷病で死亡した場合に、診療をした医師が、その診療内容等の情報を基に記入し、死体検案書は診療管理下になかった死亡について、検案をした医師が記入するものである。簡潔に言うと、死亡診断書はたとえば狭心症で通院していた患者が、診察していた狭心症が悪化して、心筋梗塞で亡くなった場合であり、死体検案書は初めてみた死体、生前に死者を診察していないなど、つまり診療管理下になかった人に対して書く書類である。たとえば、災害で病院へ搬送されてきた患者が入院し、治療の甲斐なく死亡した場合、死亡に立ち会った医師が書く場合は死亡診断書になるが、災害・死亡状況に事件性がある場合には、異状死体となり警察へ届け出され解剖が行われた場合、主治医が死亡診断書を記載するのではなく、解剖医が死体検案書を作成することになる。刑事もののテレビドラマなどで解剖医の所見として出てくるのは死体検案書である。

解剖の種類

解剖にはいくつかの種類がある。法医解剖、病理解剖、系統解剖があり、それぞれ役割が異なっている。

(1) 法医解剖

法医解剖にはつぎの4つの解剖区分があり、それぞれ趣旨が異なっている(図4・図7・図8)。

a、司法解剖

犯罪死体や変死体について、検事や警察署長の鑑定嘱託書による嘱託にもとづき、鑑定処分許可状による裁判官の許可を得て行う解剖で、刑事訴訟法にもとづいて行われる。したがって司法解剖は鑑定処分許可状と鑑定嘱託書が解剖医に提示された後、解剖する。鑑定処分許可状には被疑者の氏名、年齢、被疑者に対する事件名(たとえば殺人被疑事件など)や解剖をおこなう鑑定人が記載され、鑑定の目的で死体解剖をおこなうことを許可する令状で裁判官が発行するものである。鑑定嘱託書には解剖する鑑定人に対して、解剖によって明らかにして欲しい嘱託項目(死因、傷の有無、アルコールや睡眠薬などの薬物服用の有無、死後経過時間など)が記載され、鑑定を依頼する際に検事や警察署長が発行する文書である。遺族の承諾がいらない解剖で、大学の法医学教室で行われるのが通常である。

b、行政解剖

監察医制度の施行地域（東京都23区、大阪市、神戸市の3都市）において、非犯罪死体を検案又は解剖して死因を明らかにすることにより、公衆衛生の向上等に資することを目的とする制度であり、死体解剖保存法にもとづく解剖である。各都道府県の知事から任命をうけた監察医が行う。したがって、犯罪死や変死体は扱わない。遺族の承諾はいらない解剖である。監察医○○というテレビドラマでの解剖は本来、行政解剖であるが実際、司法解剖になっている。

c、新法（調査法）解剖

平成25年（2013）年4月1日から「警察等が取り扱う死体の死因又は身元の調査等に関する

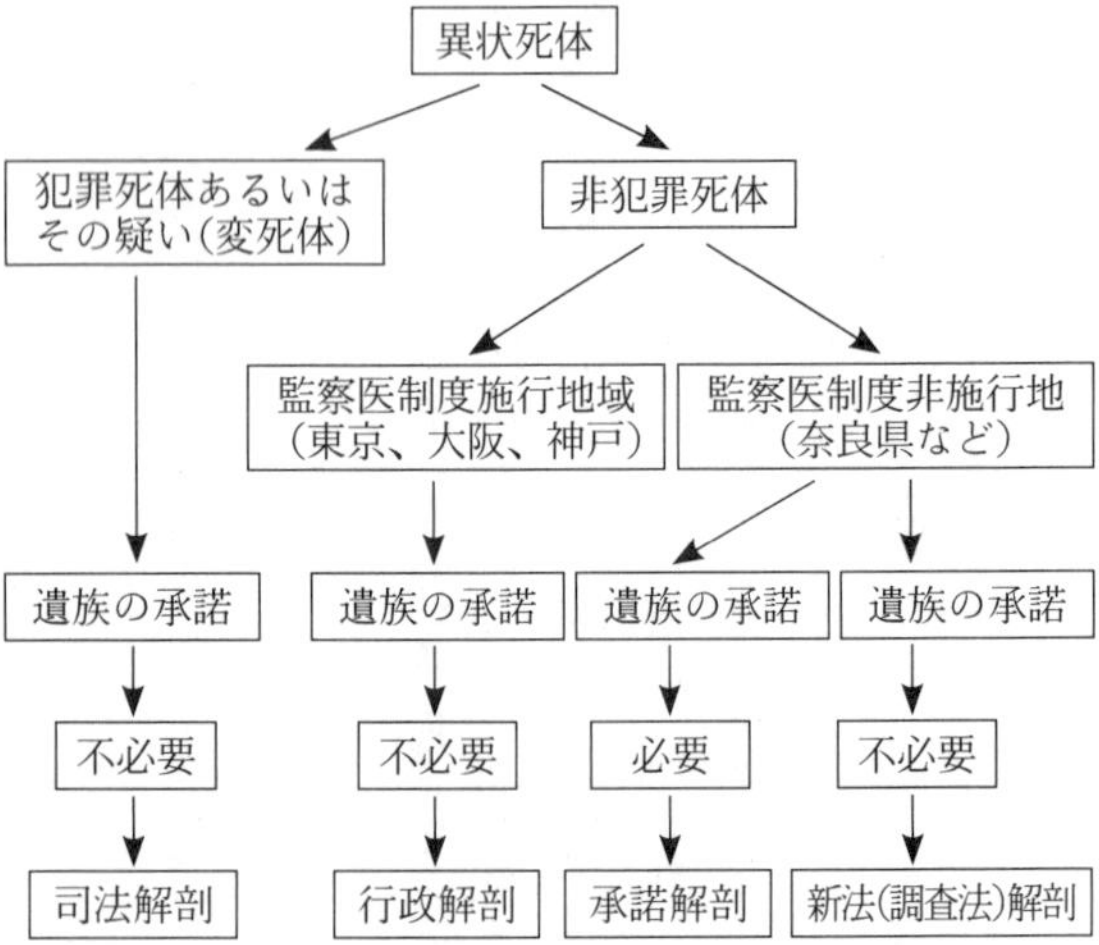

図7　法医解剖が行われる場合の流れ

法律、死因身元調査法」にもとづく解剖が行われるようになった。調査法解剖とも呼ばれる。警察署長の権限で実施され、署長による解剖委託書を受けて、法医学教室で解剖される。解剖対象は非犯罪死体であり遺族の承諾はいらない。また司法解剖のような煩雑な司法手続きは不要で、身元不明の場合でも、遺族の許可がなくても実施できる。新法解剖の目的は、

①死因を明らかにして遺族の不安を緩和する
②異状死体の解剖率の増加
③身元確認の徹底
④犯罪の見逃し防止

である。

犯罪の見逃しは非犯罪死体と思っていても、解

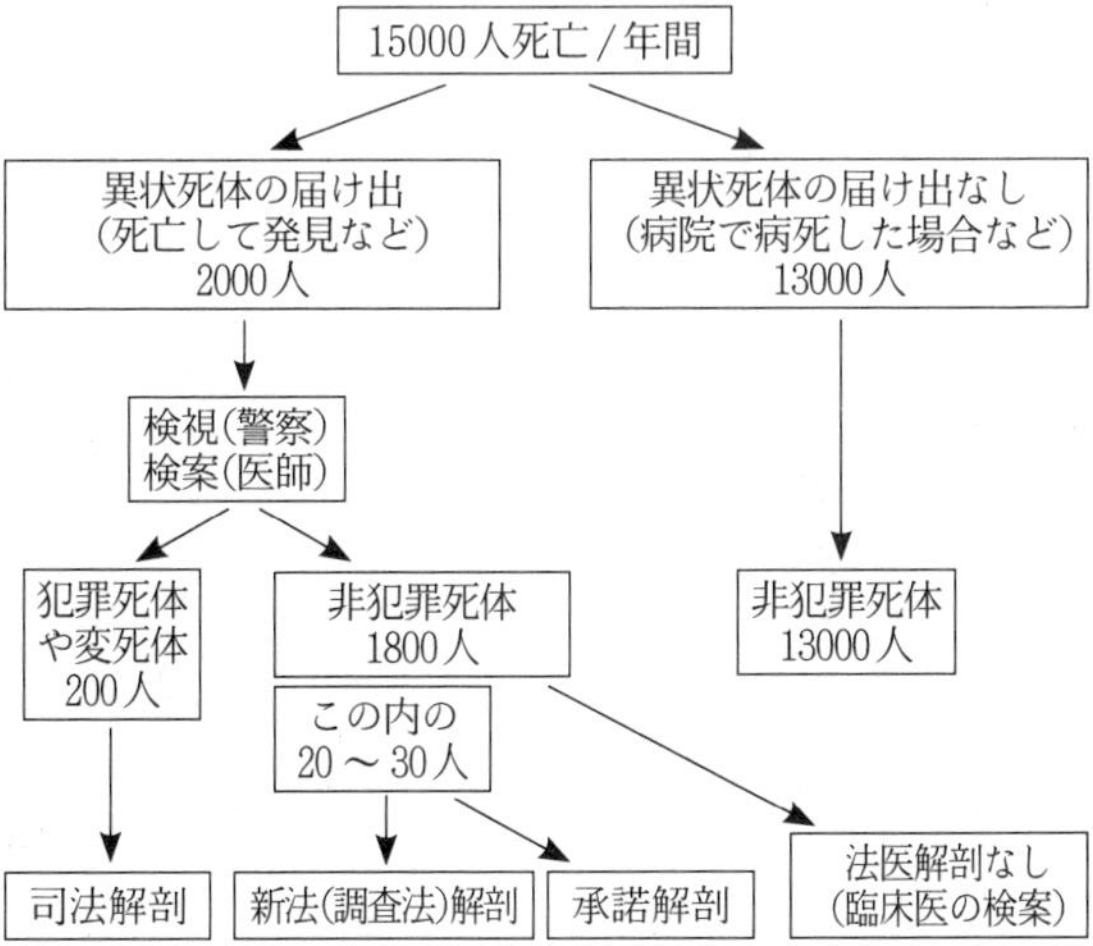

図8　監察医制度非施行地での検視・検案・解剖の流れの例(奈良県の場合)

剖をすることにより犯罪性が疑われることもあり、その防止のためである。特に乳幼児や若年者の突然死の場合、遺族の承諾が得られなかったり、独居高齢者の在宅死では発見が遅れるため、身元の確認が困難となり、遺族の承諾を得るために遺族を探し、DNA鑑定をして身元の確認ができるまで長い間待っていては死因究明が遅れ、万一犯罪性がある場合には見逃したりする。この場合、新法解剖では遺族の承諾がいらないため、すみやかに解剖ができ、死因の究明や身元の確認の徹底ができるようになった。通常、法医学教室で行われるが、奈良県では年間20〜30体が行われている。

d、承諾解剖

異状死体として届け出られた中で、犯罪の疑いのない非犯罪死体が対象になるが、警察が特に死因を明らかにしておいた方が良いと判断した場合に行われる解剖である。法的拘束力はなく、遺族の承諾が必要で死体解剖保存法にもとづく解剖である。奈良県のように監察医制度のない地域において、非犯罪死体の死因を明らかにするために以前から行われてきていた。現在では新法解剖の制度が成立してから、承諾解剖の制度は残っているものの新法解剖に移行し、形骸化しているのが現状である。通常は大学の法医学教室で行われる。

(2) 法医解剖以外の解剖

法医解剖ではないが次のような解剖がある。

a、病理解剖

死体解剖保存法と病理解剖指針に基づいて行われる。病気で死亡した人のように、警察への届け出の必要のない人が対象である。例えば病院に入院して難病で死亡した場合、ご遺体を解剖して難病の機序の解明など医学の発展のため、あるいは臨床診断の妥当性、治療効果の判定、死因の解明など、病態の把握を目的とし、臨床研修・教育などに大きな役割を果たしている。臨床医が遺族の承諾を得て、資格を持った病理医に依頼して解剖が行われる。

b、系統解剖

死体解剖保存法と医学及び歯学の教育のための検体に関する法律（献体法）に基づいて行われる。人体の正常な構造を理解するために行われる解剖で医学、歯学教育の向上に資することを目的として、提供された解剖体（献体）を用いて実施される。故人の献体の意志に従って、遺族が提供することになる。したがってご遺族の同意が必要である。本人が生前に大学に支部組織を持つ白菊会などに献体の登録をし、死亡した場合、登録した医学部や歯学部のある大学に連絡がいき、大学が引き取りにいく。実際には系統解剖を担当する解剖学教室がご遺体を引き取り、学生の実習日までご遺体を保管する。各臓器の配置、血管や神経の分布など人の体がどのようになっているかなど、人体の構造や機能に関する知識の習得のために医学・歯学の学生によって行われる解剖である。

3．法医解剖に関わる司法関係者

司法解剖は警察あるいは検事からの依頼で、鑑定処分許可状と鑑定嘱託書の提示によって解剖が始まる。解剖には法医解剖医以外に、検視官や検視官を補佐する補助者が立ち会う。事件性の高い場合は検事も立ち会う。解剖が終われば、解剖医は死体検案書を作成し、各法医学教室にもよるが、作成された検案書を遺族に渡すのは警察官か解剖医である。新法（調査法）解剖は事件性に乏しいので、一般的には検事は立ち会わない。解剖例によっては後日、解剖医に対して警察官あるいは検事による調書の作成が行われる。公判になれば場合によっては証人として呼ばれ（証人召喚）、証人尋問される。解剖医は裁判において検事、弁護士、裁判官や裁判員からの質問がなされる。したがって刑事事件において被疑者側の弁護士とは通常、裁判が開かれるまで顔を合わす機会はない。民事事件になれば、警察は不介入であるので、原告と被告の弁護士と接触する機会はある。

検視官とは

検視官とは的確に検視・死体調査を実施するため、警察庁・都道府県警察本部の刑事部に配置されている。検視官には補助者が配置されており、検視官の業務の効率性を高めるため、および計画的な育成という観点から検視官の下に配置されている。

検視官は警察官の一職種で、特に事件性の有無の判断が難しい遺体が発見された場合に、検視官は警察署から報告を受け、現場臨場し必要な指導・助言を行い、犯罪性の見極めを行っている。検視官になるための資格はないが、警察官から検視官に任命されるためには一般に以下のような条件が必要になる。

1「刑事部門で10年以上の捜査経験を有する者で、検視・死体調査に係る法令・実務等に精通しているもの」

2「警察大学校において、法医専門研究科を終了している警察官」
3「警視以上の階級にある検視官に充てられているが、必要な体制の確保その他やむを得ない事情がある場合、検視官の一部に警部の階級が充てられる」

つまり、法医学における専門知識を習得し、ある程度の地位に立っている人である。さらに検視・死体調査に対する意欲、過去の業務内容、実績、仕事への取組み姿勢、死体現場の観察力、捜査能力など厳しい勤務環境に耐えられる体力と精神力を有している者である。特に法医学との関連では解剖医である鑑定人が行う死体の解剖の実施の要否についての指導および解剖への立会いをおこなう。また死体の取扱いについて専門的知見を有する法医学者などの部外関係者との連絡調整など様々な業務をこなしている。奈良県では警視2、警部4、警備補4の計10名体制で奈良県での異状死体の検視業務に励んでいる。よくテレビドラマおいて解剖医とコミカルな掛け合いをしている警察官は検視官である。

《コラム》

ある検視官室からのつぶやき

検視官を頂点とする検視業務に励んでいる検視官室の一員のつぶやきである。

検視は過酷な現場も多く、同僚からは「大変やろ」などとよく言われるが、常に生死を考えさせられるという意味で非常に重たい仕事をしている。心に残る2つの出来事がある。

1つ目は「高校生による自宅放火殺人事件」で、中学校の生徒が自宅に放火し、母と兄弟2人を焼死させてしまった事件。焼け跡から母子3名の焼死体が発見されたが、いずれも高度に焼損し、腹部などには刺創様の亀裂が入っており、3人のご遺体をみた動揺から、この創は犯人に刃物で刺された傷と思ってしまった。後にこの傷は熱の作用により皮膚が収縮し、裂けて刺創に似た変化を生じた初歩的な死体現象であることがわかった。

2つ目は「東日本大震災刑事部隊派遣」で地震発生の翌日3月12日に召集、宮城県警へ派遣され、検視業務に従事した時のこと。ご遺体は津波によって多量の砂や泥をかぶった状態や、家屋倒壊の影響により損壊がひどい状態であった。ご遺体一体一体、丁寧に泥を落として検視を行った。ご遺体からは地震や津波から必死に逃げ惑う姿が目に浮かび、その時の心情を思うとやるせない気持ちで一杯であった。検視場所は検視が終わり、身元が確認されたご遺体が入った棺が並ぶ反面、自衛隊の方が運び入れる新たなご遺体が並ぶというまさに地獄絵図の様相であり、人生の生死とは何かと改めて考えさせられた。

日々検視の仕事をしていると、「人の生死とは何か」とつくづく考えさえられる。検視する側にとって日々多くの死者の検視をするため、1日が終わっても一人一人のご遺体の検視を行ったというよりは、ひとくくりのような検視の感覚があるが、遺族からすると一生あるかないかの極めて重大な出来事である。そんな大変な時に、事件性の判断のために、遺族に対し死者の生前の生活状況、家族関係などかなりナーバスな部分まで言及しないといけない。その時に「なんだ、あの警察官は」と後ろ指をさされないように、遺族の心情を理解し、把握することに心掛け、死者の最後の声をできる限り汲み取ることによって、誤認検視をしないようにしないといけない。また決して日の当たることのない地道な業務であるが、一件一件適切な対応をして県民からの信頼を損ねないように的確な検視業務に努めていかなければならないと肝に銘じた。

検察官（検事）とは

裁判官・検事・弁護士になるためには、法科大学院を卒業後、司法試験に合格し、約1年間の司法修習という研修を受け、司法修習修了時の試験（俗に「二回試験」と呼ばれている）に合格する必要がある。司法修習という研修中には、裁判所・検察庁・弁護士事務所へ行き、裁判官・検事・弁護士の下で、それぞれの実際の仕事を見たり、ときにはその仕事を体験したりする。その中で将来いずれの方向に行くか決定することになる。

検事の仕事と魅力は「刑事事件の事案の真相を解明する」ことが検事の仕事だとよく言われる。それは「現場で一体何があったのだろう」という疑問を解き明かすことである。警察が捜査をして検察庁に送致されてきた事件を検討し、必要があれば、警察に補充捜査を指示するとともに、「どのように調べていくか」、想像力を働かせながら、事案を明らかにすることが検事の仕事である。警察だけでなく、検事みずから事件を目撃した人、犯人や被害者の家族、友人、上司や同僚など関係者の取り調べを実施する。また法医学の解剖医だけでなく、被害者を診察した医師や精神科医といった専門家から専門的知識を教えてもらう。このように捜査し証拠を収集して、事件の真相を解明し、起訴（裁判にかけること）か不起訴（裁判にかけないこと）かという処分を決める。起訴すれば、刑事裁判において提出した証拠のもつ意味を主張立証する活動を行い、裁判所に適正妥当な刑罰を科してもらうようにする。検事だけが、提出する証拠と関係する法律に基づいて、裁判所が適正妥当な判決を下せるように説得することができるわけで、非常に重い大変な仕事であるが、捜査や刑事裁判で中心的な役割を担っており、大きな魅力であるとともにやりがいのある仕事である。

検事は被疑者（容疑者）を起訴し、刑事裁判にかける義務（権限）を負っていることから、明らかな犯罪死体や犯罪性の強い変死体の場合、解剖に立ち会うことが多い。解剖結果にもとづき被疑者を起訴できるかどうか検討する。その過程で調書（訴訟手続などの経過および内容を公証するために作成する公文書）の作成を解剖医に求めることができる。犯罪性の低い解剖の場合は警察官が代行して解剖に立ち会い、検事に解剖結果を報告する。裁判所に証人出廷を求められる場合は検事側から求められることが大半である。

《コラム》

ある検事のつぶやき

検事になったのは被疑者の取調べだけでなく、被害者の話を聞き、幅広く積極的に証拠収集をした上で事実を認定し、判断できる仕事は検事だけで、その点に非常に魅力を感じたからであった。そこには公平な世の中を作り、正義を正すという国民の負託を受けていると自負し、満足のいく事実解明ができれば自己陶酔することもあるが、なかなかそうはいかないことの方が多い。

以前、「母による子に対する傷害致死事案」の被疑者の取り調べを行った。その事件は母親が乳児であるわが子を虐待して死亡させる痛ましい事件だった。母親は逮捕直後、自分がしてしまった事の重大性に混乱しており、事件の経緯や動機について話が二転三転した。逮捕直後から最終的に処分を下すまでの間、その母親と何度も会い、事件が起こるまでの出来事や子供に対する愛情、男性に対する思い、母親が当時おかれていた状況、生い立ちなど様々な話を幾度となく会って聞いた。徐々に自分なりに、「なぜ自分が事件を起こしたのか」を話し始めた。母親は

2人の子供を持つシングルマザーであり、最近知り合った男性と同棲していた。母親は男性の気持ちを自分の方に向けようとする余り、乳児に目がいかず、だんだん疎ましく思うようになってきた。ある時、男性との口論をきっかけに乳児を投げ飛ばし、死亡させてしまった。母親にはもう一人の幼い子供がおり、残された子供の将来を考えると、どのような求刑がいいのか、非常に迷った事件であった。事例を考えてみると、

①投げ飛ばすという行為を行ってはいるものの、積極的暴行とまでは言い難い

②常習的な虐待事実はない

しかし、

③幼い乳児の命を奪った

④残されたもう一人の子には母親が必要

⑤内省を深め、反省態度が顕著であり、再犯の可能性はない（男性とは別れ、他の家族の援助を受けられる環境にある）

ということを考慮すると求刑5年とした。判決は求刑3年、執行猶予5年であった。それは母親が心から反省し、再犯の可能性が認められず、子供が親を欲しているという養育の必要性が

認められた結果であった。しかし、「あの時の求刑は本当によかったのか」と、今でも思い悩むことがある。それは「死亡した子は何のためにこの世に生まれてきたのだろうか」、「誰も死亡した子のことを考えてくれない」という気持ちが湧き上がるのである。「本当に心から反省していたのだろうか」、「残された子供が親を欲しているからといって、それだけで養育の必要性が認められるのか。それよりも他人に愛情を持って育てられることの方がいいのではないか」と自問するのである。だからこそ、検事が「死亡した子の気持ち、無念さを伝えなければならないと思う」。「裁判官、弁護人は被疑者の今後のことばかり目をむけがちであるが、死亡した被害者のことをきちんと考えた上で判決してほしい」と願うのである。

また被害者が死亡した刑事事件では、解剖したご遺体の写真が解剖医の鑑定書などで出てくる。しかし、その写真は裁判員に見せると精神的負担になるといって証拠採用されず、目に触れない。写真を見れば一目瞭然でありながら、写真をイラストなどにして裁判員に解剖医が説明する。胸を刃物で刺されて血まみれになった状態は写真をみれば残虐性や医学的所見も明瞭にわかるが、イラストで示すと単なる漫画のようになり、写真から感じられる残虐性や臨場感などがイラストを描いた人の感覚によって全く別物に置き換えられる。写真から伝わってくる事実が正確に伝わらない。裁判員の解剖写真に対する拒絶反応は理解できるが、量刑の判断に際し、写真をみて判断したいと思う裁判員もいるはずである。人の命が亡くなっているわけで、裁判員が誰一人もそれを見ずに判決になるのは、被害者がおきざりにされている感が否めない。写真を見ることを拒否しない裁判員の選び方など、何らかの改善の余地がある。

様々な事件を通じて、「人」には様々な考え方があり、殺人事件を起こした凶悪な犯罪者であっても、その「人」なりの考えや思考回路があり、検事として、それに真摯に耳を傾け、被疑者の心の闇を理解しようと努めていくことの大切さを感じるとともに、「人の命とは何か」、「死者の代弁者になっているか」と両者の狭間にたたされる苦しみがある。

4．監察医制度と監察医とは

監察医制度は施行地域において、警察に異状死体の届出があると、検視が行われ事件性がない非犯罪死体と判断されれば、監察医事務所を通して監察医に対して検案・解剖要請が出される。災害、中毒や死因の明らかでない非犯罪死体を対象として、死因を明らかにすることにより、公衆衛生の向上等に資することを目的とする制度であり、犯罪捜査を目的とした制度ではない。解剖を行う場合は行政解剖になる。現在、監察医制度が現実に正常に機能している地域は東京23区、大阪市、神戸市の3都市のみである。監察医制度は飢餓、栄養失調、伝染病等により死亡が続出していた終戦直後において、これらの死因が適切に把握されず対策にも科学性が欠けていたため、公衆衛生の向上を目的として、連合軍総司令部（ＧＨＱ）が、国内の主要都市に監察医を置くことを日本政府に命令したことにより、昭和22年（１９４７）に創設された。監察医は各都道府県の知事から任命をうけた医師で、法医学教室に所属していることが多く、監察医だけを行っている人は非常に少ない。

監察医制度施行地と奈良県のような非施行地の違い

監察医制度が施行されていない奈良県を例にした場合、検視・検案・解剖の流れを図８に示している。おおまかに奈良県における1年間の死亡者数は約１５０００人、その内の異状死体の届け出数は約２０００人、その内の法医解剖数（犯罪死体や変死体）は約２００人とすると、死亡する人の約13・3％（２０００／１５０００人）、つまり１００人中13人が異状死体として警察へ届け出られていることになる。意外に多いのではないだろうか。したがって１３０００人（非犯罪死体）が解剖の対象にならずに、臨床医による検案だけで終わっている。監察医制度施行地である東京都や大阪市のように、仮に奈良県で監察医制度が施行されていると、13000人が監察医の検案対象になり、13000人の中で監察医が解剖をする必要があると判断した場合に行政解剖を行うことになる。

監察医制度の意義—新型コロナウイルス感染症による肺炎死亡例—

新型コロナウイルスが猛威を振るい、多くの人が感染し、また死亡した。死亡場所は多くは病院や隔離施設内であるが、感染に気付かず自宅などで死亡している人もいる。次の4事例は感染している可能性もあるとのことで、CT画像検査および鼻咽頭粘膜の採取試料からPCR検査を施行し、新型コロナウイルス感染症による肺炎で死亡して発見された監察医制度内での事例である。いずれも自宅やホテルなどで発見されており、医療機関ではない。本感染症による死亡診断はCT検査およびPCR検査が必要であり、監察医制度非施行地では検案してもCT検査やPCR検査など種々の検査が円滑にできるシステムになっていないため、感染症の疑いがあっても断定ができず、他の死因になっている可能性がある。このような意味において行政解剖、CT検査やPCR検査、薬物・組織検査の施行により、正確な死因を判断でき、また犯罪の見逃しを防ぐ監察医制度の存在の意味は大きい。

事例1.

50歳代女性。半年前から夫婦でホテルに長期滞在しており、妻が2～3日前から咳き込んだり、発熱で体調不良を訴えていた。死亡する昨日も外出し、ホテルに帰った後も食欲がなく、夕食を食べずに就寝した。夫が午前4時頃に話かけたが反応がないため、熟睡しているものと思っていた。午前6時半頃にトイレに行くために起きたところ、様子がおかしいのを発見し、ホテル従業員に救急要請を依頼した。救急隊が到着した時にはすでに硬直があった。

事例2.

80歳代、男性。独居者。死者が家賃を持って来ないことに不安を覚え、管理人が自宅を訪問したところ、施錠がされ呼んでも反応がなかったことから警察に通報し、警察官の到着を待って室内へ入ったところ、布団上でうつ伏せで死亡していた。死後約4日であった。死者の住んでいる住居は板一枚で仕切られているような住居環境の悪い文化住宅で、真上に住んでいる男性がコロナに感染し、感染病棟に入院しているとのことであった。死亡前の生前の健康状況はわからない。

事例3.

40歳代、男性。ワンルームマンションに単身で居住している会社員である。死者から勤務する会社社長に、「節々が痛いので会社を休みます」との連絡があった。社長が心配して実家の両親に「息子さんに連絡して下さい」と連絡をした。同日、父親が死者に電話したところ「熱はない。味覚はある。しばらく会社を休ませてもらう」とのことであった。2日後に電話したところ、「節々は痛くない。熱もない。大丈夫だ」と答え、さらに2日後に14回電話してもつながらなかったため、警察へ安否確認の電話をした。警察官が入ったところ、ベッド上において仰向けの状態で倒れていた。硬直があり不搬送となったものである。

事例4.

40歳代、男性。トラック運転手である死者は4トントラックに乗車し、九州からフェリーで大阪に帰ってくる予定であった。九州で「内科医院」で診察を受け、風邪薬をもらった。しかし食欲がなく食事をとらず、仕事先でもトラック内で乗車待機し、昼食も食べずに過ごした。夕方、フェリーの乗船手続きをし、午後6時すぎに個室に入室した。翌日午前8時半頃、下船時間がすぎても部屋から出てこないため、船内スタッフがマスターキーで開けると、ベッド上で仰向けで倒れているのを発見し、119番通報するもすでに硬直があり不搬送となったものである。

4事例ともに新型コロナ感染の疑いがもたれ、CT画像検査の肺炎所見およびPCR検査が陽性であったことから本感染症による肺炎と診断された。保健所に届け出し、保健所から家族はじめ濃厚接触者への今後の対応について連絡が行われたと思われるが、監察医制度本来の役割が果たせたと思われる。CT画像検査やPCR検査がスムースに行えたために診断できたもので、このような意味で、死因の究明などや公衆衛生の観点で監察医制度の重要性が理解されるだろう。

5．法医学教室における解剖医

解剖医の役目

死因を究明するためには外表の傷や解剖の肉眼的所見だけでなく、アルコールを含め、睡眠薬や精神薬などの薬物検査、一酸化炭素濃度の測定、プランクトン検査、臓器の組織検査、細菌学的検査、血液などの生化学的検査など多種多様の検査を行う。また個人同定のためのDNA検査も施行する。

これらの諸検査には解剖医以外に解剖補助者や検査を担当する技術員など教室員が協力するが、通常DNA検査は科学捜査研究所で行われることが多い。また、死体現象などから死後経過時間の推定、特に犯罪死では凶器の推定、死亡に至る様態の推測なども解剖医の重要な仕事である。死因究明や凶器の推定などの鑑定作業にはそれなりのトレーニングが必要である。法医学会では法医認定医や法医指導医といった資格を与えている。法医学教室は全国約85の医学系大学のほぼ全てに設置されている。解剖は法医学の教育・研究に必須であることを考えると法医学者が解剖を行うのは当然のことであり、もしこれがなされなければ臨床医が患者を診ないのと同じである。解剖医は2年以上法医学に籍を置き一定の解剖を行い、厚生労働省による解剖資格を取得後、法医学のさらなる研鑽を積み、日本法医学会による法医認定医の取得を目指す。法医認定医の資格を有している者は全国で約130〜140人しかいない。法医認定医は研修施設（大学の法医学教室など）に4年以上在籍して法医学の研修を終了し、その期間中に200体以上の死体検案あるいは法医解剖（60体以上）が必要で、さらに一定の学会報告、論文や著書があり、法医学会が行う資格試験に合格したものが認定医になれる。すなわち各都道府県に1〜2人しかいないということになる。一般に法医学教室には3〜4人の教員がおり、事務員、大学院生、研究生、解剖補助員、検査などをおこなう技術員がいることが多いが、大学によってはいない場合もある。これらの教室員の内、解剖医は1～2人で、よくテレビなどで報道される殺人事件などは、その事件のあった都道府県の法医学教室で司法解剖が行われており、ほんのわずかしかいない法医学者が携わっていることになる。

解剖医が教員である場合には、解剖日以外は研究、研究指導、会議への出席など大学の業務、学生に対する講義や実習、また法医学を希望して配属されてきた学生の指導、司法修習生や警察官への講義、そして警察や検事の解剖での調書の作成に応じたり、ご遺族との対応などに追われる慌ただしい日々を送っている。

《コラム》

法医学教室のある一日

解剖が始まる場合を想定してみよう。

法医学教室での解剖は検視官から解剖医に電話が入る。

検視官:「先生、○○署管内で自宅で血まみれになって死亡している人が発見されました。胸に刺し傷があり、遺体の横には刃物が落ちていました。60歳代の男性です。知人が死者に連絡を取っても電話に出ないので、様子を見に行って発見したようです。殺人事件と思われますので司法解剖をお願いします」

解剖医：「あ、そうですか。では解剖は明日の午前9時からの開始でいいですか」

検視官：「わかりました。それから検事も解剖に立ち会うということですので、よろしくお願いします」

解剖当日の午前9時に教室に検視官はじめ、所轄警察署の警察官が来る。

検視官：「おはようございます」と言って、鑑定処分許可状と所轄警察署の鑑定嘱託書が解剖医に提示される。

解剖医が鑑定処分許可状と鑑定嘱託書の記載内容を確認する。「では状況の説明をお願いします」

検視官：「わかりました」と言って、所轄警察の警察官に説明するようにうながす。

警察官：「死亡者は65歳の○○です。『独居男性で知人が電話しても連絡が取れない』というので、『様子を見に10日の午後3時頃に自宅へ行ったところ、戸締りはされていなかったので自宅内に入った』とのことです。名前を呼んでも返事がないので、部屋をのぞくと、居間で血まみれになって倒れていたので、すぐに１１０番したものです。消防には当署から連絡しました。救急隊が到着した時にはすでに死後硬直があり、死斑《しはん》が出現して死亡しているため病院へ搬送していません。検視すると死亡者の左胸に刺し傷があり、遺体の左側に包丁が落ちていました。現金などは取られていないようで、もの取りの犯行ではなさそうです。争った様子はありません。」

解剖医:「最終生存はいつですか」

警察官:「昨日９日の午後４時頃に、発見した知人との電話での会話が最後です」

解剖医:「９日に夕食を食べた痕跡などがあるかなど、もう少し、時間を特定できる状況はありませんか」

警察官:「９日の夕刊は取り込まれていましたが、10日の朝刊は取り込まれていませんでした。検視時の直腸温は27・０℃、室温は20・０℃で、硬直は全身の関節がほぼ高度で死斑は軽度、指圧で少し強く押すと消えました」

解剖医:「着衣の状況はどうでしたか」

警察官：「シャツの上にセーターを着ていました」
解剖医：「着衣には刃物で刺した痕はありましたか」
警察官：「シャツには刺し傷がありましたが、セーターにはありませんでした」
解剖医：「わかりました。では解剖しましょう」

（解剖中）

解剖医：「死斑が薄いですね。多量の出血が予想されますね。左前胸部の乳頭左側に接着長（刺し傷の刃の幅）が長さ3・0㎝の刺創が見られます。創縁は整で創角は片方は鋭でもう片方は鈍ですね。片刃の鋭器が考えられます」
検視官：「そうですか」
解剖医：「左胸から入って心臓を貫通して終わっています。創底まで8・0㎝です。左胸腔内には1000ccの血液があり、各臓器は蒼白、乏血状です」
検視官：「すごい血液が出てますね」

（解剖後）

解剖医：「左前胸部には心臓に達する刺創があって、創（傷口）の大きさ、創底（傷の深さ）までの長さから推定すると、遺体の横に落ちていた包丁によって生じても矛盾がないので、おそらく凶器はその包丁でしょうね。ただ刺した方向は他人でも自分でもできるので、自殺の可能性もありますね。他殺だったら、争ったあとなどで、手や足などにもっと打撲などの出血があっても不思議ではないですが、ご遺体には胸部以外には全く傷がありません。刺し傷がシャツにあって、セーターにはないので自殺の可能性もありますね。人を刺すのにわざわざセーターをめくって刺すことは考えにくいので。自殺の動機はないかなども調査しておいて下さい。死亡時刻は死体現象などから10日の早朝ではないかと思いますが、詳しくは鑑定書に書いておきます」

検　事:「一つ質問いいですか」

解剖医:「どうぞ」

検　事:「他殺は否定されるということですか」

解剖医:「否定するということではなく、今後捜査する上で両方の面から捜査しておいた方がいいということです」

検　事:「ありがとうございます」

6. 法医学はなぜ必要なのか

異状死体の場合、検案あるいは解剖になる。しかし異状死体はすべて法医学者が検案するのではない。監察医制度施行地を除いて、通常法医学者がかかわる検案は法医解剖が行われる遺体だけであって、それ以外は臨床医が検案をすることになり、法医学的知識は法医学者だけでなく、臨床医も必要になる。

奈良県では前述したように異状死体約2000体の内、解剖の対象になるのは約200体で、残りの1800体は事件性がなく、解剖の行われない検案であり、臨床医が検案を行っている。臨床医はある程度の公共的活動の役割が与えられ、公衆衛生学的活動（地域社会、国など社会一般の人々の健康を保持、増進させるため）と法医学的活動（検案活動など）が義務付けられている。したがって法医学的知識や技能は臨床医にとっても必要なことである。しかし法医学の専門家ではないため、適切に検案が行われていない可能性があり、臨床医の検案のスキルアップとともに、犯罪の見逃しや死因の究明を目的に検案にも死後のCT撮影などの画像診断や血液・尿の採取による薬物検査などが取り入れられるようになり、法医学的な基礎知識と判断力を身に付けている必要がある。

具体的には、

1．異状死体の検案に際し、死因や死亡時刻などを判断し、死亡診断書に代わる死体検案書を作成する必要があり、そのための知識や技能を有する必要がある。

2．大規模災害では多くの犠牲者が出る。例えば阪神淡路大震災や東日本大震災を初めとする大震災や航空機の墜落事故では多数の人々が亡くなった。このような場合、検案活動には法医学者だけでは手に負えず、臨床医の参加が欠かせない。

また法医学は公衆衛生学的な役割を担っている。たとえば多くの検案や解剖を通して、その中から死亡状況や死因との関連性、死因と地域性や職業との関連性など、様々な事象との因果関係が浮き彫りになってくる。例えば高齢者の浴槽内死亡、孤独死や児童・高齢者の虐待など実態が明らかになり、それを分析し、その結果を社会に還元し、社会の治安や健康の増進などの役割を担っている。その結果は行政対策にも活かされることになる。

このように法医学はその活動を通して個人の基本的人権の擁護、社会の安全、福祉の維持に寄与している。

《コラム》

法医学へ進む学生がなぜ少ないのだろうか。

40年前頃には、法医学だけでなく公衆衛生学、病理学、生理学、生化学講座などの基礎医学に進む学生も100人の卒業生がいれば1～2人はいた。しかし、今や基礎医学は10年に1人もいるだろうか。20年に1人かもしれない。法医学だけでなく、基礎医学へ進む学生がめっきり減ってしまった。とはいえ、法医学を専攻する医師は昔から希少で、50年前には全国で200人位しかいなかったと思うが、それから少しずつ漸減しながら、現在では150人位である。医師を志す人は、病気の人々の診断、治療をし、健康回復に役に立ちたいと思い医学の道に進んだ人が大半であろう。また生活面でも安定していることが理由かもしれない。そういう面では法医学を目指す学生は皆無と言っていい。亡くなった人の死因を究明したいと思って医学部を目指す人はほぼいない。法医学は3K（くさい、危険、きつい）仕事であるといわれる。確かに、ご遺体が腐敗してくると臭いはきつくなる。独特の臭いかもしれない。また生前の病歴がわからないので検案・解剖時に感染する危険性もある。さらに人はいつ亡くなるかわからないので、警察からの解剖要請もいつかわからず、決まった曜日・時間に解剖できない。会議があれば終了後の夜になったりもする。大きな事件だと日曜や祝日にも解剖する。常に警察からの連絡待ちの状態で、ゆっくりできないことが多い。確かに自由時間は束縛される。しかし、3Kといわれる仕事も、実は臨床でも同じで私からすれば臭いの質は異なっても、臭いのきつい病気もある。たとえば肺の感染で胸に膿がたまる膿胸などは相当きつい臭いである。感染症の患者の診察を通して感染する危険も多く、また患者さんが重篤な病気になれば自由な時間も制限される。そういう意味では同じ3Kである。「どうして法医学に進まれたのですか」と学生から質問を受ける。この質問の裏には、生者と向き合う臨床医ではなく、なぜ死者に向き合う方向に進んだのかという風に受け取れる。私は学生の頃から法医学を目指していたわけではない。あるきっかけである。医師免許が取れれば、臨床へ進もうとするのはごく自然である。

臨床分野でのCT検査にはじまりMRI検査など様々な診断技術の向上、治療技術の進歩は目覚ましいものがある。それだけ生者に対して、命や健康の回復・増進に力が注がれている。一方で、医療技術の進歩は死者に対しては注がれていない。法医学者がCT検査を死亡時画像診断として、検案・解剖に導入しているように、臨床に使用されている機器を死者に応用しているに過ぎず、医療機器や検査の発展に追随している傾向がある。死者を生き返らすことはできない。死者の死因を究明することより、命を助けることが重要であると思うのは普通である。法医学者になっている人は、学生の頃に法医学との出会い、人との出会い、あるいは法医学の研究に対して興味を持ったなどが大きなきっかけになっているのではないだろうか。もちろん当初から臨床よりも法医学に興味があるという人もいるだろう。私が法医学に進んだ大きな理由は「友人の死」と「研究の面白さを教えていただいた恩人との出会い」である。この出会いが法医学へ目を向けるきっかけになった。

犯罪の見逃し

変死体や犯罪死体は解剖することになるが、犯罪性があるにもかかわらず非犯罪死体として見逃さないようにしなければならない。見逃しの可能性として次の3つの可能性がある。

①異状死体として警察へ届け出られない
②異状死体として届け出られたが警察による検視と医師による検案の結果、犯罪死を見逃す
③犯罪の可能性がある（変死体）として解剖しても、結論が出ない

①については医師が検案しても異状と判断せず、警察へ届け出しない可能性がある。たとえば救急車で病院へ搬送され死亡あるいは死亡確認した場合、医師の検案により犯罪性があるにも関わらず病死として判断され、警察へ届け出られない場合などや、高齢者が入浴中に浴槽内で死亡して発見された場合、それ自体が異状で届け出るべきであるが、異状死ととらえずに届け出しないなどである。②については異状死体として届け出られ、検視と検案による死体の検査にも関わらず、病死などの非犯罪死体として判断されてしまうことがある。具体例としては京都で、司法解剖した男性遺体から青酸が検出され、妻が夫の遺産や保険金目当てで殺害した疑いが持たれた事件である。この事件を契機に妻はそれ以前にも複数人の男性と交際し、殺害した疑いが浮上し、2審の大阪高裁で死刑判決を受けた。この事件は手に入れた青酸をカプセルに容れて飲ませたとされる。この複数人の男性は解剖がなされておらず、検案により病死として判断されていた。これは青酸をコップなどで服用すれば唇や口部周囲に変色やびらんが生じて薬毒物の服用が疑われるが、カプセルに容れて飲ませれば、口唇や口腔内には傷もなく、しかも亡くなった男性は高齢で何らかの基礎疾患をもっていることが多いため病死と判断してしまった可能性が高い。③の場合は解剖すれば全例で死因がわかるものではない。腐敗の進

行した遺体は犯罪の痕跡はわからないことが多いし、また新鮮な遺体でも犯罪性が不明確なこともある。犯罪が完全に否定できなければ、捜査を継続しながら結論を出していくことになる。実例として高度に腐敗した遺体を解剖したが、結局死因がわからなかった。2年後、被疑者が「首を絞めて殺した」と自首してきた。その理由は2年間、寝ている時に死者が枕元に立っており、罪の意識に苛《さいな》まれたためであった。いずれにしろ、極力犯罪の見逃しを防ぐにはできるだけCT検査を含めた死後の画像診断や解剖率の増加はもちろんではあるが、五感を働かせて異状がないかを肌で感じることの日頃からの訓練が大切であり、それが基本である。死者に対する無関心が犯罪者見逃しの「最大の敵」である。

新聞記事などの報道を深読みする

新聞記事を読んでいると、気にとめず読み流してしまう文言に出会うことがあるが、実はその奥には様々な内容を意味していることがある。

たとえばその一例を紹介しよう。

(1) 身元確認中である

これはどこの誰かということを明らかにすることを意味している。普通は家族や知人が見て顔貌や身体的特徴で同定できる。また自宅で亡くなっていても高度腐敗し、そこの住人であることが顔貌や身体的特徴ではわからない場合、前歴があれば指紋の照合や家族とのＤＮＡ鑑定、あるいは生前の歯科での治療痕と死後のデンタルチャートとの照合などで確認する。また山中などで発見され、身元の特定になるような免許証などがなければ全国から捜索願いなどが出ている身元不明者の性別、年齢、身長、体格などの身体特徴との合致点から割り出していく。白骨死体などでは、身元がわからない場合も多い。

(2) 抵抗したあとがない

これは刃物で刺された場合や首を絞められた場合の事件でよく出てくる。刃物の場合では、包丁などの鋭利な刃器で刺される場合、胸などを刺しにくると被害者はそれを手で掴《つか》んで振り払おうとする場合がある。その場合、手に刺し傷や切り傷ができる。また手で掴む以外に腕で庇《かば》う場合がある。そうすると腕に刺し傷ができる。これらの傷は防御創と呼ばれている。また首を紐や手で絞められると、被害者はそれを取り払うようにする。そうすると首に被害者自身の爪の痕が残る。このような抵抗の痕がないと、不意に刺されたり絞められたりという状況が考えられるが、実際には防御創を初め首の爪の痕など見られないことも多い。それだけ不意打ちなのか、抵抗できないくらいの力の差があるのかもしれない。

(3) 山中で発見された

山中で発見された場合、死亡してまもなく発見される場合もあるが、殺人事件などに絡んで遺棄されて発見される場合は、死後時間が経過している場合が多い。その場合、地上で発見されるのか、埋められた土中なのかによって大きく違う。夏場であれば地上の場合、多くのウジ虫、昆虫、小動物や鳥、場合によっては植物によって損壊されてしまう。早ければ1週間で白骨化する場合もある。土中に埋められている場合は、地上よりも腐敗が遅く、地上で1週間での腐敗現象が土中では8週間に相当し、土中の方が地上より腐敗の進行が遅い。土中に埋められた遺体はおおむね屍(死)ろう化して、いわゆる皮膚がバターかチーズのような蝋人形のようになっていることが多い。これは土中には水分が多く、風通しがないためで、地上とは違う環境条件であるからである。

(4) 川や海で水中死体で発見された

水中死体とは川、海、池など水の中で死亡した状況で発見された死体ということである。川や海で生きている状態で溺れたかどうかは意味していない。解剖によって生きた状態で溺れた(溺死)のか、すでに他の場所で死亡(殺人など)した後、遺棄されたのかどうかを明らかにすることになる。溺死した場合は肺に水を吸い込んでいるので、溺水を吸引したことによる所見の有無を中心に調べる。肺や肝臓などの臓器から川や海に生息するプランクトンを検出したことで死因は溺死であるという内容のテレビドラマがあるが、これも生前に水を吸い込んだという所見の一つであるからである。さらに川で発見された水中死体が、解剖で溺死であるとわかったけれども、検出されたプランクトンが発見された場所にはいなくて、別の池に生息するプランクトンであることから、池で溺死させられてから、川に遺棄されたという設定のドラマもある。このようなことは現実に滅多に経験しないが、理論上はありえる話でドラマの構成としては面白いだろう。

(5) 家屋の火災現場で焼死体で発見された

焼死体とは焼けた状態で発見された死体であって、生きて火災にあった（焼死）のか死亡後（殺人など）放火され結果として焼けた状態となったのかは別である。焼け方が軽度であれば、外表からでも生前か死後かの判断はできるが、高度に焼けると外表からはわからない。いずれにしろ解剖して生前か、死後か判断することになる。生前に火災に遭遇すれば、熱風を吸引するので気道熱傷が見られ、一酸化炭素の吸引があったことになるので、気道内に煤《すす》が認められ、血液中から一酸化炭素が検出されることになる。テレビドラマでは焼死体が発見され、解剖すると気道内に煤がなく、一酸化炭素も検出されなかったことから事件に発展していく。他に死因は何なのかと……。実際に無理心中で夫が妻と子供を死亡させてから、放火する例はたまに報道されることがある。

(6) 死後何時間～何日経過している

「死後約何時間あるいは何日経過しています」という記事や報道番組での報道を聞くと、どのようにして死後経過時間が推定されたのかと思うことはないだろうか。循環（心）停止、呼吸停止、中枢機能（脳機能）の停止の3つの機能が停止し、個体死になった時点から早期死体現象がみられるようになる。早期死体現象には死斑、死後硬直、体温の低下の3つが代表的で、まず死斑は心臓が停止し循環が停止すると血管内の血液が重力にしたがって体の下方へ移動し（就下という）、体表面から色として観察される。たとえば仰向けで死亡すると、背中に血液が就下し紫赤色として観察される。死後1～2時間で色が認識され、時間とともに色が濃くなり約12時間で最高調になる。また死斑の出現している部位を指の腹で押すと指の跡形がついて退色するかどうか、容易に退色すれば6～8時間以内、強く押して退色すれば10～12時間程度、退色しなくなれば15時間以上経過していることになる。したがって死斑の発現している色の濃さや指圧による退色の程度によって死後経過時間が推定できる。次に死後硬直は死後経過時間とともに関節を動かすのに抵抗が生じる。死後2～3時間で顎関節が固くなり、口が開かなくなる。時間とともに肩、肘、股、膝などの大きな関節が固くなり、最終的に約12時間で手や足の指が固くなる。したがってどの部位の関節が固くなったかを確認することで死後経過時間が推定できる。1日半から2日経過すると、固くなった関節は顎関節から順に指の関節に向かって緩んでくる。3つ目に体温の冷却は死後熱産生がなくなり、時間とともに深部体温は低下する。深部体温は直腸温を測定することにより死後経過時間を推定する。春や秋などの外気温が18～20℃では、中肉の人では死後10時間までは1時間に1℃ずつ低下し、10時間以上経過すると0.5℃ずつ低下する。したがって直腸温を測定することにより死後経過時間が推定される。1～2日経過し、早期死体現象が過ぎると側腹部に緑色の変色である腐敗現象が認められ後期死体現象になる。これらの死体現象に加え、最終生存確認時間など生前の状況などを参考に判断されるのである。

第2章　死因を社会にフィードバック

1. 社会医学としての法医学

法医学は公衆衛生学的側面を持っており、健康な生活・行動様式の推進、安全な環境の推進などに貢献できるよう、法医学的活動から得られた情報を社会に還元する役目を担っている。その例として入浴中急死、児童虐待や高齢者虐待、孤独死の問題を紹介し、法医学の持つ社会医学としての役目を理解していただければ幸いである。

入浴中の突然死

寒い冬に入浴中の高齢者が突然死することは以前から知られていたが、それは心臓発作が畳の上で起こることが、たまたま浴槽内で起こるものとして考えられていた。しかし多くの異状死体の検案・解剖する東京都監察医務院や大阪府監察医事務所から浴槽内での突然死は冬場に高齢者に多く起こることが報告され、寒暖の差と入浴そのものが高齢者にとって危険因子であることが認識されるようになった。また救急医学や公衆衛生学などの各分野からの研究もあり、日本独特の入浴習慣である高温浴や肩までつかる全身浴、特に42度以上の高温湯は特に危険で、今や〝ヒートショック〟という言葉が有名になり多くの人に認知されている。多くは「いつもより長く入浴しているため、心配になって様子を見に行った」「浴室の電気がついているので見に行った」などにより、浴槽内の湯に顔をつけているなどの発見状況が多い。入浴中の突然死の死因は解剖しても明確にならない場合が多い。入浴中は200cc程度の汗をかき、脱水傾向になり、おそらくは心筋梗塞などの虚血性心疾患、脳梗塞などの脳虚血、うつ熱による高体温症などが死因となるか、もしくはこれらが原因で意識混濁となり湯を吸引して窒息死するのではないかと考えられている。このことから入浴前にコップ1杯の水を飲む、高温の湯には入らない、脱衣場と浴室に寒暖差をつけない、入浴する前にはかけ湯をするなど予防策が言われている。このような高齢者の入浴の危険性は入浴中に死亡した多くの方々の検案・解剖を通じて明らかになったことであり、法医学の社会に対するフィードバックの一つである。

児童虐待

児童虐待防止法の中で虐待の定義がなされた。すなわち「児童虐待」とは、保護者がその監護する児童に以下の行為をすると定義している。

①殴る、蹴るなどの身体的虐待。令和2年(2020)4月1日から身体に何らかの苦痛または不

快感を引き起こす行為は体罰になり、禁止されるようになった。

②育児放棄、病気をしても病院へ連れて行かない（医療ネグレクト）、服を着替えさせないなどのネグレクト

③子供に対して罵倒、無視、暴言を吐く、あるいは夫婦喧嘩を見せる（面前ＤＶ）などの心理的虐待

④性的行為をする、あるいはさせるなどの性的虐待

の４つに分類された。これらの虐待が疑われた場合は児童相談所か福祉事務所に届け出ることになっている。法医学では死亡に至った事例を扱うので、身体的虐待かネグレクトで死亡する事例がほとんどである。身体的虐待では頭部や顔面を殴打することにより頭蓋内に出血（硬膜下出血）をおこして死亡する事例が最も多い。よくマスコミで〝揺さぶられっこ症候群〟という言葉を耳にするが、これも激しく頭部を揺さぶるために、橋静脈という頭の中の血管が切れて硬膜下出血をおこして死亡する事例の１つである。近年は身体的虐待よりはネグレクトにより死亡する事例が増えている傾向にある。特に食事を与えずに飢餓死する、夏に車中に放置して熱中症で死亡する事例などである。いずれにしても虐待は子供に対して愛情のなさが根底にあるものと思う。両親、特に母親の子に対する愛情の深さは「海よりも深く、山よりも高い。無償の愛である」と信じてきた私であるが、法医学の世

界に入ってから、そうでもないことを知った。まさに「鬼畜」と呼ぶべき残酷な解剖例も経験した。生まれてきた子に罪もなく、一方的な親の行為には理由もない悲しさと、人間不信を抱かせる。

身体的虐待とネグレクトの事例を紹介しよう。身体的虐待事例では、3歳の娘の様子がおかしいといって救急車で病院へ搬送されたが蘇生しなかった。搬送先の医師が、児童の体に新旧混じった打撲の痕があり、虐待の疑いで警察へ届け出た。司法解剖で頭部・顔面や上下肢に新旧の皮下出血があり、左右の頬を殴ったために硬膜下出血（頭蓋内出血）をきたして死亡したことが明らかになった。父親が日頃から虐待していたことが原因だった。ネグレクト事例では1歳2ヶ月の幼児の様態が急変し、病院へ搬送されたが死亡確認された。高度の痩せと脱水を認め、虐待の疑いで医師が警察へ届け出た。司法解剖では皮下脂肪や内臓脂肪はほとんど認めず、皮膚は脱水により乾燥し、各臓器は委縮しており、高度の栄養失調で飢餓死と判断された。母親と父親とは籍を入れておらず、当初3人で暮らしていた時、乳児は肥っていた。しかし父親が突然いなくなってからは、母親は育児をする意欲がなくなり、乳児にミルクを与えず、コンビニの弁当を与えていたところ、突然様態が急変したものである。親の愛護のもとに育たなければならない乳幼児がその愛護を受けずに死亡していく状況を想像すると、やるせない気持ちで一杯になった。愛情のベクトルはどの方向に向いていたのだろうか。

高齢者虐待

高齢者社会を反映して高齢者虐待も近年認知されるようになった。平成18年（2006）4月から高齢者虐待防止法が施行され、その中で高齢者虐待の定義がなされた。児童虐待と同様、身体的虐待、ネグレクト、心理的虐待、性的虐待に加え経済的虐待の5つに分類される。身体的虐待はつねる、たたくなどの暴力行為、ネグレクトは要介護者が食事を与えない、お風呂にいれない、病院へ連れて行かないなど介護を放棄するのが典型的である。心理的虐待は怒鳴る、ののしる、無視や嫌がらせをして苦痛を与える。性的虐待は性行為を強要する、下半身を裸にして放置するなどであり、経済的虐待は子供が働かず、親の年金を当てにしたり、不動産を勝手に処分してしまうことなどである。高齢者の虐待を発見した場合は、市町村に通報しなければならない。また地域包括支援センターに届け出てもいい。法医学では身体的虐待やネグレクトにより死亡した事例を扱うことになる。死亡に至る悲惨な結果になるので、法医学者は児童や高齢者などの弱者における虐待の実態を明らかにし、弱者を守るよう社会に発信する義務を果たしていく必要がある。

身体的虐待とネグレクトの事例を紹介しよう。身体的虐待事例では母親と長男との2人暮らしで、母親が布団の中で冷たくなっているのを長男が発見し、救急要請したが、すでに死後硬直があり死亡確認され、警察へ届け出されたものである。司法解剖では腹部皮下には打撲による出血があり、小腸が破れ、腸内容が腹腔内へ漏れ出て腹膜炎をおこして死亡していた。母親はいつも長男に暴力を振るわれており、「死亡3日前に腹部を足で蹴った」と供述した。

ネグレクト事例では介護をせずに放置して死亡に至る例が多い。高齢の寝たきりの母親と長男の2人暮らしで、母親が冷たくなっているのに気付いたが、放置しておいたところ、2日後に知人に発見された。保護責任者遺棄致死罪の疑いで司法解剖になった。腰には褥瘡がひどく皮膚は融け、筋肉が見えて膿が付着し、異臭がしていた。司法解剖では古い左大腿骨の骨折を認め、極度に痩せていた。死因は肺炎であった。母親は寝たきりでそのまま放置し、時々食事を与えていた。母親の年金で暮らしており、葬式のお金もないのでそのまま放置していたという。もう一例は母親と息子の2人暮らしで、母親は脳梗塞を患っており、伝え歩きであった。息子は結婚のため、母親を一人にして別居し、1週間に一度食事を運んでいた。冬のある時、食事を持って行った時にはすでに冷たくなっていた。救急要請したが、すでに死後硬直があり死亡確認され、警察へ届け出されたものである。死因は凍死であった。まともな食事や衣服の着替えもできず、暖房さえなかった。さぞかし、体力が低下していただろう。寒さが身に沁みたはずである。この例のように高齢者虐待は我が子による虐待ゆえに、介護をしてもらう申し訳なさから助けを呼べず、あるいは呼べない感情が垣間見えて悲しみもより深くなる。

このようなネグレクト事例は親を放置すれば死に至る危険性を予見できると思われるが、息子たちは予見すら拒否し、死に至る可能性に無関心であった。そこには親子の愛情は感じられない。

2. 高齢者と法医学

孤独死の実態

孤独死についてはよく耳にする用語ではあるが、その実態については児童虐待ほどに明らかにされていない。多くの人は何となく独居の高齢者が誰にも看取られずに死亡して発見されるようなイメージを持っているのではないだろうか。孤独死という用語は平成7年（1995）1月17日に発生した阪神・淡路大震災で仮設住宅で生活していた独居の高齢者が誰にも看取られずに死亡した事例を称してマスメディアが報道した頃から注目されるようになった。孤独死という用語は学問的に定義された用語ではなく、マスメディアが作った用語である。これらのことから、孤独死の定義は論文によって異なった定義で報告されており、同じ土俵で議論しにくい。孤独死において奈良県での実態を紹介したい。

平成20年（2008）1月～平成29年（2017）12月までの10年間（1614例）に奈良県立医科大学法医学教室で孤独死での死亡発見事例（552例）を対象に、年代別、発見の契機、発見月別、年度別孤独死数、引き取り者の内訳、孤独死の死因別内訳などを検討した。この統計の中で孤独死を次のように定義した。

①自宅で亡くなって発見
②一人暮らしだけでなく、同居も含める
③自殺も含める
④高齢者に限定しない
⑤発見されるまでの日数を限定しない
⑥誰にも看取られずに死亡して発見

孤独死の年代別推移と発見時の年齢

孤独死は平成20年から平成29年にかけて徐々に増加し、約2倍に増えている。特に男性は女性の

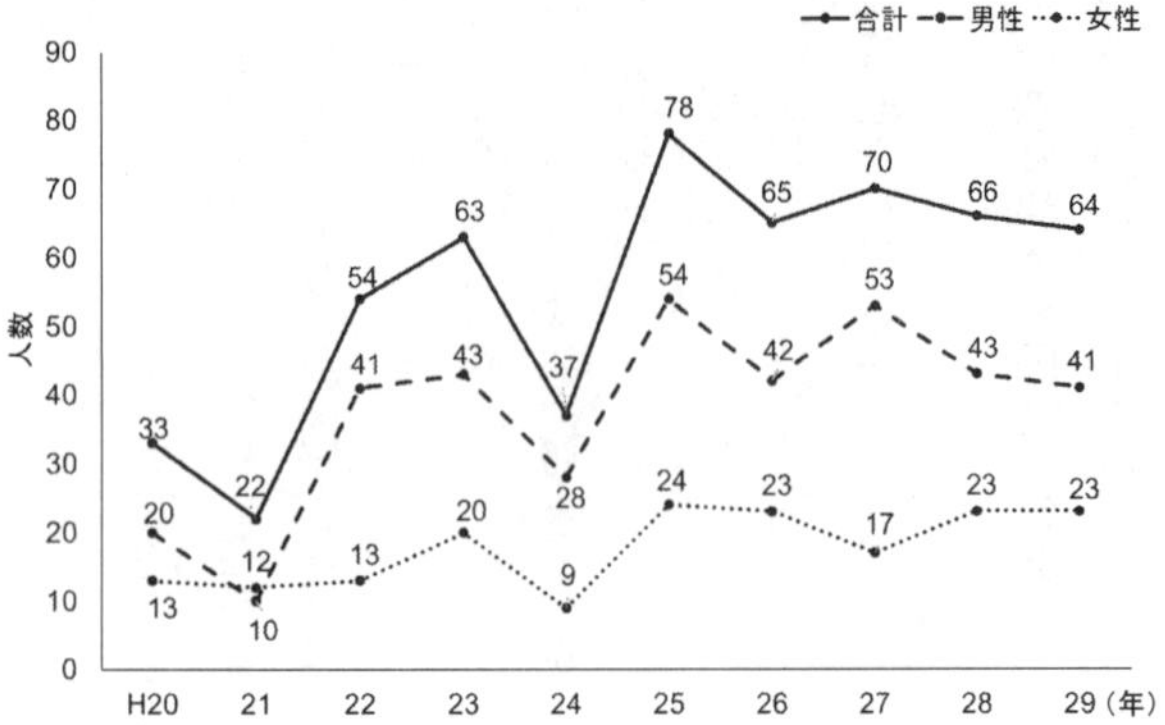

図9　年度別孤独死者数の推移

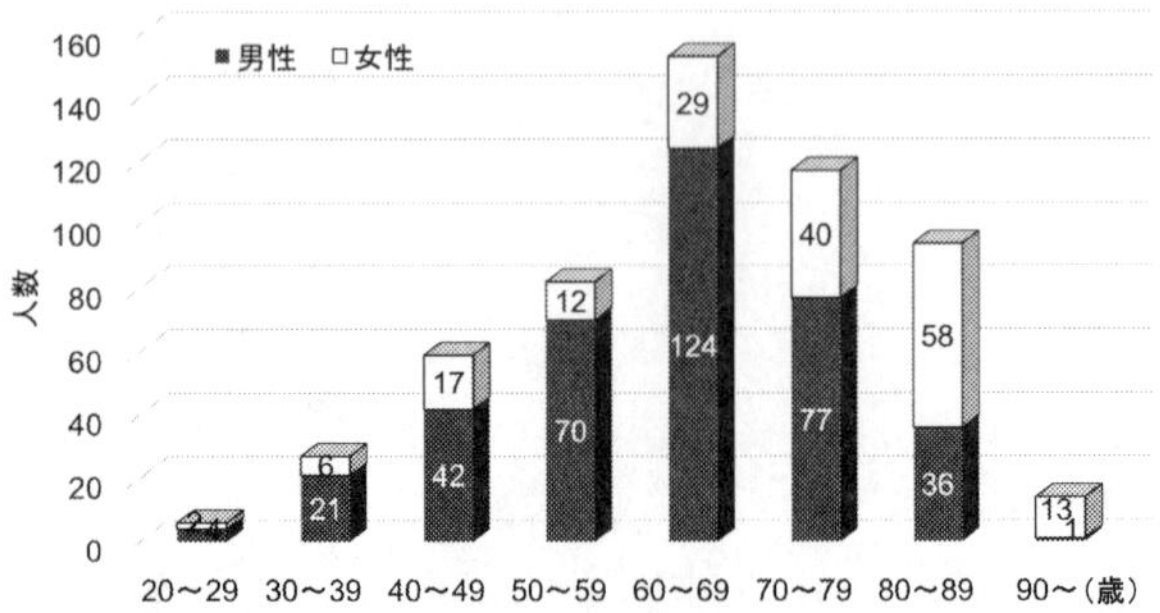

図10　年代別孤独死者数

2倍多い（図9）。

これは女性は男性に比べて人との付き合いが多く、社会とのコミュニティの中で活動しているためと言われている。発見時の年齢では60～69歳代が最も多く、次に70～79歳代に多いが、20～30歳代の若い世代でも見られる（図10）。

死因

死因は552例中、病死（44・6％）が圧倒的に多く、死因不詳（16・7％）、焼死（11・1％）、自殺（8・7％）、凍死（3・3％）、薬物中毒（4・0％）、栄養失調（3・6％）、外傷死（3・8％）と続いた。病死の内訳は、特に心筋梗塞を含めた虚血性心疾患が病死の内、過半数を占め（66・2％）、肝硬変などの消化器疾患（15・0％）、脳内出血などの脳血管疾患（13・0％）が続いて多い（図11）。外傷死（17例）による死亡の内訳は頭部を打撲して硬膜外出血や硬膜下出血による頭蓋内の出血が圧倒的に多く、ついで食事中に食物を喉につめて窒息死しているケースであった（図12）。また自殺（33例）の内訳は縊死《いし》（首吊り）が31・0％、そして薬物の多量服用で亡くなる例が27・0％、焼身自殺する例が15・0％で圧倒的に縊死が多い（図12）。また特徴的なことは自宅での凍死者数が孤独死者数552例中の3・3％に見

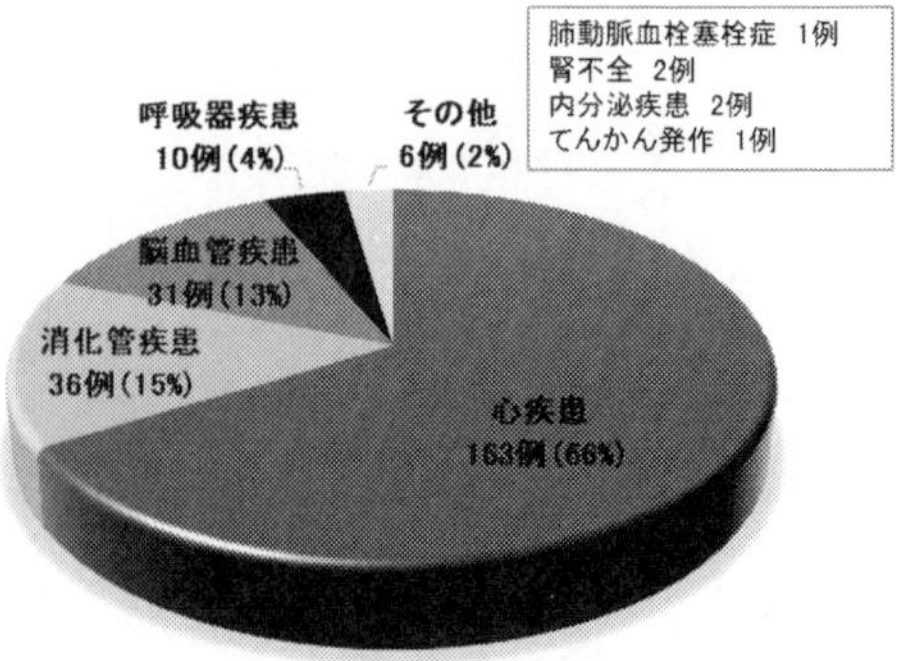

図11　孤独死における病死の内訳

外傷死の内訳　　自殺の内訳

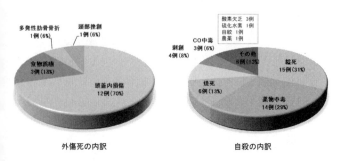

図12　孤独死における外傷死と自殺の内訳

られることである。40歳代から見られるが、特に80〜89歳代に圧倒的に多く、女性が男性の約2倍近く多い。自宅でも高齢の女性は布団をかぶって寝ていても、暖房をしていない場合、知らない間に低体温になり死亡することを示している。

遺体の引き取り者

遺体の引き取りは息子・娘が最も多く31・3％、ついで兄弟姉妹28・8％、甥や姪などを含めた親戚14・3％、そして市町村（役所）13・7％で引き取るケースが続く。役所の引き取りが多いのは天涯孤独であるとか、遺族がいても長く音信不通で引き取りを拒否する場合である。ご遺体は役所で火葬後に埋葬する。

発見までの時間と発見の経緯

発見までの時間では7日〜1ヶ月が最も多く、1〜3日、1〜6ケ月、3〜7日の順に多い。1年以上も7例に認められた。発見の経緯は最近見ない・音信不通による安否確認が最も多く、ついで異臭やハエが飛んでいるなどの異変、息子や娘、兄弟・姉妹、知人、ホームヘルパーや民生委員がたまたま訪問して発見、新聞や郵便がたまり隣人が自治会長や警察に連絡して発見するとなっている。

死因は60歳以上では自宅で病死する割合が圧倒的に多いが、20～30歳代ではひきこもりや、うつ病などの精神疾患をもっている人が多く、食事をしなくなり餓死したり、睡眠薬などの薬物の多量服用による中毒死などが多い。

同居での孤独死例

同居していても、誰にも看取られず、死亡した例をあげてみると、
①腎不全の息子が、認知症で寝たきりの母親を介護していた。訪ねてきた知人が死亡している2人を発見した。息子は腎不全で先に死亡し、その後一人になった母は凍死した。
②老老介護で夫が認知症の妻を介護していた。訪ねてきた長男が2人が死亡しているのを発見した。夫が脳内出血で死亡し、その後妻は凍死した。
③姉妹で暮らしていたが、最近姿を見ず、異臭がしてきたので心配した隣人が自治会長に連絡し、警察へ通報して2人とも死亡して発見された。生活苦で栄養状態が悪い状況であった。死後30～40日で発見され、死因は不詳であるが、おそらく飢餓死と推定された。2人の死亡は同時期と推

定された。

④姉妹で生活していたが、郵便物が溜まっていることに気づいた隣人が警察へ連絡し、死亡している2人を発見した。生活苦で2人とも凍死しており、死後10日で妹は精神疾患を患っていた。ほぼ同時期に死亡したと推定された。

⑤母と息子の2人暮らしで、最近見ないので心配した隣人が、自治会長へ連絡し、死亡している2人を発見した。母は心臓疾患で死亡し、その後、息子は首を吊ったものと判断された。

⑥父と息子の2人暮らしで、訪ねてきた知人が死亡している父親を発見した。父が病気で死亡後、息子は葬式の費用がないので放置しておいた。死後1ヶ月ほど経過しているものと推定された。

⑦母親と長男の2人暮らしで、長男は働かず母親の年金目当てで生活していた（経済的虐待）。市の職員が訪ねて来たところ、死亡している母親を発見した。死後約4ヶ月経過していると推定され、死体遺棄罪に問われた。母親の死亡が発覚すると年金が打ち切られるため、自宅で放置していた。

葬式を挙げられなくて放置した事例（⑥）や年金目当ての経済的虐待（⑦）を除いて、いずれも同居していた2人が時間をおいて死亡して発見されている。このような事例は2人自体が社会から孤立しており、最後に一方が死亡し、残った1人が誰にも看取られずに死亡する。周囲からみると悲惨で、行政の対応など手を差し延べられなかったのかと思う。2人が死と隣合わせであり、死と直面した状況でどのような精神的状態で過ごしていたのだろうか。死は唯一、辛い「生」から逃れられる駆け込み寺のような場所だったのかもしれない。

孤独死はネガティブに考えられがちであるが、果たしてそうだろうか。孤独死の何がいけないのか。よくよく考えてみるとわからない。内閣府の発表では独居高齢者の多くは独居の継続を望んでいる。1人でいる方が周囲に迷惑をかけず、気兼ねなく生活できるということなのだろう。また、若い人でもひきこもりになっている人もある。年齢に関係なく独居でいる人を、孤独死をなくそうという目的で無理にコミュニティに参加させ、一から人間関係を構築させるのは難しく、むしろ本人にとってストレスになる。高齢になると新しい環境に馴染むのに時間がかかり、また環境の変化を好まない。むしろ孤独を好んでいる。しかし、誰にも看取られずに死亡して発見されれば、周囲は孤独死という。孤独死のネガティブなイメージは孤独死と孤独感という意味が混同しているからではないだろうか。孤独死というより独居死と呼ぶ方が事実を表しているように思う。

親睦会などで多くの人と混じり合っていても、ふと自分は独りぼっちという気がする。あるいは人生の大きな分岐点に立った時に、どの方向に進もうか迷うことがある。家族や友人に相談しても答えが出ない。人と話していても自分の悩みが解決しない。そのような時に孤独感を味わう。独りぼっちだと。同じ状況にあっても孤独感を感じない人もいれば、淋しくていてもたってもいられない人もいる。孤独感に対する感受性の違いは自分をどれだけ愛しているかという度合いによるのではないかと思っているが、そもそもはじめから孤独感を味わったことがない人もいるだろう。第三者は「独りぼっち」で死亡している人をみて、「さぞかし死ぬ時には淋しかったのではないか」と、勝手に想像しているだけである。

高齢のため生まれ育った家に1人でいるのが無理になり、多くの見知らぬ人がいる施設に移るということはしばしばであるが、健康であれば、1人でも生まれ育った家にいる方がいいという人も多いであろう。一方で、1人でいることが淋しいために、健康でも施設へ移ることを望む人もいるだろう。家を好む場合には、共に住んでいた家族の温かみが残っており、思い出がある。また犬、猫や訪れる小鳥、昆虫でさえもいとおしく思える。独りぼっちでも、温かい心のささえがある。孤独感は感じない。一方、多くの家族に取り囲まれていても、あるいは施設の中にいても、互いに心ふれあう環境になければ孤独感はあるだろう。孤独感は独りでいるかどうかという問題ではない。孤独死は死亡した本人からではなく、第三者からみた観点である。単に1人で淋しく死亡して発見され、そこには哀れみ感がただよう。しかし、亡くなった本人は満足して亡くなっているかもしれない。「私たちは死ぬときは、ただひとりで逝く。恋人や、家族や、親友がいたとしても、一緒に死ぬわけではない。人はささえあって生きるものだが、最後は結局ひとりで死ぬのだ。(五木寛之)」というように、1人でいることが孤独と単純に結びつかない。

ソリタリーという言葉を耳にする。学術的用語であるかどうかわからないが、

①友達を必要としない
②1人でいても退屈することがない
③自分を律することが得意
④他者から干渉されることを嫌う、あるいは他人の意見や感情に左右されにくいという人だという。

私の子供の頃は集団行動が多かったので、確かに以前よりは独りで行動する人は増えたようである。ソリタリーにとって独りでいることがベストコンディションであり、むしろ孤独でないと生きていけず、孤独感に対する不感症ともいえる。ソリタリーの人が高齢になったとき、世間でいう孤独死に

なるのだろうが、本人は孤独感がないので、大きなお世話かもしれない。しかし高齢になったり、大きな病気になった時に、すなわち死と向かい合った時に孤独感を味わう可能性もあるわけで、孤独を愛するソリタリーが孤独感を味わわない保証はない。

お花の先生をしておられた90歳の独居女性がおり、ある日お弟子さんが自宅へ訪ねていったところ、死亡しているのを発見した。この例では独居ではあるものの、日常お花の先生という活動を通じて多くの人との接触があり、一人で生活はしていても元気に活動していた。この例はある意味理想的に見えるけれども、孤独感を紛らわすために働いていたかも知らず、死者の気持ちはわからない。いずれにしろ日頃、コミュニティの中にいたので早く発見されたのは確かである。

法医学的観点からいえば、孤独感の有無を問わず一人で亡くなることとの本質的な問題点は社会からの孤立であり、そのために遺体の発見が遅れることである。一人で亡くなるのを望むのであれば自分の遺体が早期発見してもらえるような人間関係の構築をしなければ、多大な迷惑をかける。なぜなら遺体は腐敗が進み、顔をみてもどこの誰だかわからなくなり、個人の特定が困難になる。その家の住人であろうことはわかっていても確証がない。外傷の有無や死因もわからず、さらに犯罪が関係していてもわからない。司法解剖になり死因の究明だけでなく、爪、血液あるいは骨髄の採取などによりDNA鑑定をするため、血縁者を探して個人の特定をする必要がある。さらに家屋が汚れ大家さんにも大変迷惑がかかる。自分の遺体が腐敗した状態で発見された状況を想像した時、おそらく耐えられないであろう。

発見時間を短縮することは衛生状態を良好に保つこと、死因の究明に役立つこと、個人の特定がスムーズに行えること、犯罪を早期に発見すること、個人の尊厳を保つことなど様々な面で望ましい。たとえば水道やガスが一定の時間使用されていないと、水道やガス会社から警備会社に連絡が入り、安否確認が行われるようなシステムがあると聞くが、このようなシステムが早期発見によいかもしれない。いずれにしろ在宅死した高齢者をいかに短時間に発見するかという対策が必要であるが、一方で若い人の孤独死も見過ごしてはならない問題で、精神的な問題から薬物の服用などによる自殺が多く、また友人に太っていると言われ、それ以後食欲不振に陥り餓死する例もあり、高齢者と違った側面をもっている。高齢者に比べればその対策は難しい問題である。孤独死問題は、本人の意識と、支える側の双方の視点から考えていく必要がある。

孤独死だけではないが、年齢を問わず、突然死した場合、「亡くなる時に苦しまなかったでしょうか」とほとんどのご遺族から涙ながらに質問を受ける。「せめて亡くなる時に、そばにいてあげたかった」ということではないか。それは最後に別れを告げる時間もなかった心残りを意味しているのであろう。

認知症と法医学

昭和47年（1972）、有吉佐和子の『恍惚の人』という高齢者の介護問題にスポットが当てられた小説が有名になった。認知症になれば徘徊や暴言を吐いたり、奇行、乱暴になるといった大変厄介なことになる内容であったように記憶している。この小説が発表された頃は、高齢者の割合も少なく、高齢者にまつわる話題も少なかった中で、高齢化の問題、認知症や介護の問題を先駆的に取り上げ、社会にインパクトを与えた。この時、私は18歳頃であったが、認知症についての認識も余りなかった。法医学教室に入り、検案・解剖をするようになって初めて認知症に関する事例を経験したときはショックであった。認知症は脳細胞の死滅や活動低下によって、認知機能の障害がおき、日常生活・社会生活が困難になる状態である。事例を紹介しよう。

①死を認識できないことによるもの

すべての認知症の人が死を認識できないということではないが、重度な人は認識できない。

(1)高齢の夫婦が住んでおり、妻が認知症で夫が妻の面倒を見ていた。近所の人が時折、声掛けする程度であった。最近、夫婦を見なくなったのを心配した近隣の人が、たまたま様子を見に行くと、妻が出てきた。「ご主人さんはどうされたのですか」と聞くと、「今、寝ています」と答えた。「病気でもされているのですか」、とさらに尋ねると、「ずっと寝ています」と答えたが、様子がおかしいので部屋に上がって見てみると、布団の中で寝ているように見えたが、顔を見ると白骨化していた。驚いて警察へ連絡したものである。死後約10日であった。妻は夫が死亡しているのが認識できず、寝ていると思い、毎日夫の顔を拭いていたため皮膚がめくれ、白骨化したのである。

(2)高齢の夫婦が住んでおり、妻が認知症で夫が妻の面倒を見ていた。ある時、隣の人が耳を澄ませると、お風呂の湯沸かし器がついたままで、お湯が沸騰しているような音がしたため、夫婦の家に訪ねていった。妻が出てきたので「お風呂の湯沸し器がつけっぱなしではないですか」と尋ねると、「今、主人はお風呂に入っています」と答えたので、一旦帰った。しかし、いつまで経っても様子が変わらず、異臭がしてきたので警察へ連絡した。警察が家の中へ入ってみると沸騰した浴槽の中で夫が死亡していた。現在では浴槽の湯は自動設定で一定の温度で調節されるが、当時は湯をわかし、熱くなると水を入れ湯の温度を調整していた時代であった。この例のように、介護していた健康な片方の夫（妻）が死亡すると、残された認知症の妻（夫）が自分の身の周りのことができず餓死したり、冬場であると凍死することもある。このような例は早期発見により残された認知症の人は助かったが、遅れると死亡に至る可能性が高い。

②徘徊によるもの

密集した住宅が多い都会の場合は、夜徘徊していても人目につくので大事に至らない場合が多いが、農村部では同居でも昼夜問わず知らない間に徘徊し、帰って来なくなる。奈良県では用水路が多く、用水路に転落したり、山中などに迷い込むと転落死したり、餓死する。冬場だと凍死する。

『恍惚の人』の小説以来、認知症は何か厄介者のようなイメージが刷り込まれているように思うが、近年は認知症の病態が明らかになりつつあり、予防や治療方法も進歩している。私が法医学を学び始めた頃に比べ、生活様式も変わり、また介護に関する行政支援の制度も発達し、紹介したような極端な事例も少なくなった。しかし認知症を介護している人が死亡して、一人残された認知症の人は身の回りができず、かなり危険な状態に追い込まれることは間違いない。

3. 若い人の孤独死例

8月の暑い日に20歳代の女性が下着姿で死亡して発見された。検視では身長が162cmであるのに、体重は30kg未満で、見るからに栄養失調状態であった。若い女性で下着姿であり、死因が不明であるため司法解剖になったものである。彼女は高校時代には陸上部に所属しており、活発な女性であったが、大学時代に男性から「太っている」と言われ、それから拒食症になり、社会人になっても日に日に痩せ、歩くのがやっとで現在に至っていたという。両親とは喧嘩をして疎遠になっており、アルバイトで生計をたてていた。週に2~3回ほど、エステサロンにタクシーに乗って通っており、いつも同じ運転手であったという。そのため父親ほど年齢の離れた運転手ではあったが、よく話をするようになり、エステサロンに行くことが唯一楽しみであったという。ある時、彼女は自分の体調のことも考えたのか、「もし私が1週間サロンに行くことがなかったなら、家に見にきてほしい」と運転手に頼み、自宅のカギを預けていた。最近、彼女を見なくなったため、心配になり自宅を訪ねて倒れているのを発見し、救急車を要請したがすでに死亡していたものである。解剖時にはすでに死後3日ほど経過しており、死因は脱水状態と栄養失調が高度で飢餓死したものと判断された。夏の暑い日に冷房機もなくおそらく熱中症も発症していると推測された。

皮下脂肪は全くなく、骨の上に直接皮膚があるような身体状況であるにもかかわらず、エステサロンに通っていた女性としての彼女の気持ちを考えるとやるせない気持ちになった。話す相手もなく、死を予期しながら過ごし、自分の死後の発見を両親や友人ではなく、運転手に頼んでいたという彼女の孤独な環境には、悲しいものがこみ上げてきた。

このように若い人の孤独な死は高齢者と同様、孤独な環境に囲まれている点では同じだが、病気や高齢であるための身体能力低下にもとづく外傷などが原因で死亡するのではなく、その背景には恋など若さゆえの悩み、将来の不安、人間関係、精神疾患などその背景が大きく異なっている。

第3章　死体が発するメッセージ

1．死体に認められる情報を読み取る

外因的要因で死亡した場合や死因不詳だけでなく、病気でなくなったと思われても診断が下されない場合、異状死体であり解剖の対象になる。多くの例において、生前の情報がないのが法医解剖の常である。したがって、その死体が発見された状況や死体の外表所見が非常に重要となる。臨床においては問診、触診、視診、聴診をし、その結果必要な検査を行い、診断治療する。私は死体の検案解剖もおおよそこれと変わらないと考えている。すなわち問診に相当するのは死体が発見された現場の状況や環境、目撃者の証言などである。触診は死体の浮腫、骨折や皮下気腫などの有無、死斑の指圧による退色の有無や死後硬直の程度などであり、視診は外傷の有無、死斑の程度・色、黄疸や眼瞼結膜の溢血点（針でつついたような点状の出血点）の有無などが相当する。これらの外表所見からある程度の死因を推定して解剖をし、組織検査や薬毒物検査などを行って最終的に死因を確定する。臨床と違って患者から直接の訴えがないために、少しでも情報を得るよう解剖所見だけでなく、発見状況や外表所見にことさらこだわるのである。特に損傷所見は大事である。たとえば損傷の所見として表皮剥脱ならば、それは擦過《さっか》的にできた擦過傷《さっかしょう》なのか皮膚に垂直に作用した圧傷なのか、または摩擦によっ

て生じたものなのかと診断する。皮下出血でも打撲か圧迫か吸引によるのかを判断する。また開放性損傷（パックリと開いた傷）でも傷口の性状を観察し裂創《れっそう》、挫創《ざそう》、挫裂創《ざれっそう》あるいは割創であるかを注意深く判断しなければならない。なぜなら創傷名の違いは受傷機転が異なり、間違った診断は死因の決定や生前の死亡状況の判断に誤りをきたす。損傷所見を含め死体所見を正確に判断する日々の努力とともに、さらに多くの様々な様態で死亡した死体との出会いが必要である。たとえば溺死体や焼死体、転落死した死体、交通事故で亡くなった死体などには特徴的な損傷形態を持っていることがわかってくる。見なれてくると一見しただけでどのようなことが死亡直前に起き、そして解剖すればどのような所見が見られるのか予測がつくことが多い。また重要なことは死者が発見された現場の状況、環境、着衣の状態、死亡に至る状況などを解剖結果と常日頃から連動して記憶し、自分の頭の中で整理しておくことである。そうすることにより、死体を見なくても発見状況を聞いただけで死因が予測できる場合がある。死者の語りかけがわかるのはこの頃である。

　医師冥利という言葉がある。臨床医にとって問診を初めとして、必要な検査を行って診断し、そして治療を行う。その結果、患者さんが良くなって健康を取り戻した時には医師は最良の喜びを感じるのではないだろうか。特に重篤な状態から回復した場合にはなおさらであろう。これと同様に法医学においても法医学冥利という言葉があると思っている。たとえば、警察から発見状況などを聞き、それで死因や死亡状況を推測し、どのような所見が外表所見や解剖所見に見られるか、死体を検案する前に予測し、実際に検案・解剖時にその予測が適中する場合、なにげない所見から意外な結果が判明したり、多くの検査や労力を費やして事実が明らかになった時に、今までの多くの死者との出会いによる経験が生かされ、死者の語りかけを感じ取れたことに喜びを感じ、いわゆる法医学冥利という気持ちを味わえるのである。

2、法医学事件ファイル

(1) 遺体の声を代弁する

裸で発見された死体

ある寒い冬の季節に、軽度の認知症の高齢者が田畑のある用水路で全裸で発見された。警察の話しでは数日前の朝に「散歩をする」と言って、家を出たが夜になっても帰ってこないので、捜索願いが出ていた。畑仕事に出かけた農夫によって発見されたものである。用水路には蓋はないが、ちょうど死体が発見された用水路の上には橋のように蓋がかかっており、その下に遺体が隠されたようになっていたため、死体遺棄事件として特捜本部が設置されようとしていた。運ばれてきた死体を見ると全裸であり、全身特に下半身に皮下出血や表皮剥脱《はくだつ》が多数あり、死体を見なれていなければ、なにやら大事件のように思えても無理はない損傷所見であった。しかし、よく見てみると多数の傷はあるにしても、その損傷程度は軽く、特に下腿に集中しており、致命傷になるような傷はない。頚部への圧迫所見や死因につながる外傷もない。私は「凍死だろう」と直感した。全身いたるところに多数の傷がみられる場合は凍死、覚醒剤中毒、向精神薬や睡眠薬の多量の服用が考えられる。これらは意識もうろうの状態であちこちとさまようためや妄想などによる自傷行為などによって生じる。また裸や衣服を脱ぐ例として凍死がよく知られているが、他に脳内出血などがある。これらは私が多くの検案・解剖から学んだことである。こうしてみれば自然と本例は寒い時期で全身多数の損傷や裸体で発見され、これといった致命的な外傷がないことから凍死と予測できるのである。凍死や薬物中毒死など初めからそれを予測して解剖しないと、いくら解剖しても死因がつかなく終わってしまう。凍死の場合の特徴的な所見はない。しいてあげれば膀胱内の尿の充満、心臓血は軟凝血を混じ、血液は鮮紅色で左心血が右心血より赤みが強く、胃粘膜に全例ではないが点状の出血(Wischnewski出血斑)がみられ、これらに注意して解剖しないと見落としてしまうのである。本例でも明らかに解剖所見として凍死の所見があり、他に死因となり得る所見はなかった。警察に「凍死ですよ」といってもにわかに信じ難く、「脱ぎ捨てられた衣服はどこにいったのでしょうか?」という質問には、「足に多数の錯綜する線状の表皮剥脱などから判断して、近くに雑木林などがあればその付近に脱ぎ捨てられているのではないですか」と答えておいたが、数日経って近くの山からきれいに折りたたまれた衣服がみつかったという連絡が入り、やはり凍死ということで一件落着した。凍死の場合、衣服を脱ぎ捨て半裸あるいは全裸で発見される異様な行動は寒冷暴露による低体温症になると認められ、いわゆる「矛盾脱衣」とよばれ、このような行動をすることを知らないと犯罪の疑いありということで捜査を混乱させてしまう。またベッドの下のような狭い空間に身を隠すようにして発見されることがあり、このような行動を「潜り込み現象」といわれる。本例は用水路の蓋の下に身を隠すようにして発見されたのもこのような異常行動と考えられる。また凍死の場合は入浴のつもりで着衣をぬぐことがあるというので、ていねいに服を折りたたんでいた行動はそのためと思われる。このように凍死は凍死で亡くなった人々の行動パターンや損傷形態を知らなければ、漫然と解剖しても死因はわからない。解剖する以前に凍死でないかと予感することが診断の第一歩である。その予感ができるためには多くの死者との出会いが必要である。

病死か災害死か

仕事中に突然に死亡することがある。このような場合、死亡の原因が仕事と関係があるのかどうか問題になることがしばしばである。病死か不慮の事故など死因の種類が異なれば保険金も含め後々の補償問題が違ってくる。1つの例を紹介しよう。ある建築現場で男性が電気ドリルで作業中に突然「痛い、痛い」と言って倒れ、同僚がすぐに救急車を呼び、病院へ搬送されたが治療の甲斐なく死亡した。心臓弁膜症で定期的に病院へ通院していたという。搬送先の病院ではおそらく心臓弁膜症が原因で亡くなったということで死亡診断書を発行することになっていたが、遺族がどうしても死因に納得せず解剖してほしいということになり承諾解剖になった。心臓弁膜症は死因として十分考えられるが、もう一つ考えておかなければならないことがある。法医学者は常に外因で亡くなった人々とかかわっているために、病気よりも外因死ではないかと最初に考え、そうでなければ病死と考える。本例の場合、それは感電死ではないかということである。つまり電気ドリルを使っていたという状況を見逃してはならないのである。感電死の場合、最初に疑って検案解剖しないと特異的所見がないため見逃してしまう。ただ一つ、電流斑の存在を発見することである。高電圧、高電流の場合だと皮膚の接触部にはジュール熱による熱傷や潰瘍がみられるため見逃すことはないが、100〜200ボルトの電圧ではよくよく見ないと発見できない。どのようなものかというと、ちょうど灰白色調で胼胝《たこ》のように硬く、まん中が陥凹している。接触面積が小さいと数ミリ程度である。まずこの電流斑の有無を確認する必要がある。

検案時には特に外傷はなかった。しかし右手の第2指掌側に小さな電流斑（写真1）らしきものがあり、その部を切り取って組織標本を作成し鏡検してみると、皮膚は噴火口状を呈し、中央の陥凹部周囲の細胞内の核が一定の方向を向き柵状配列を呈しており、まさしく電流斑の組織所見

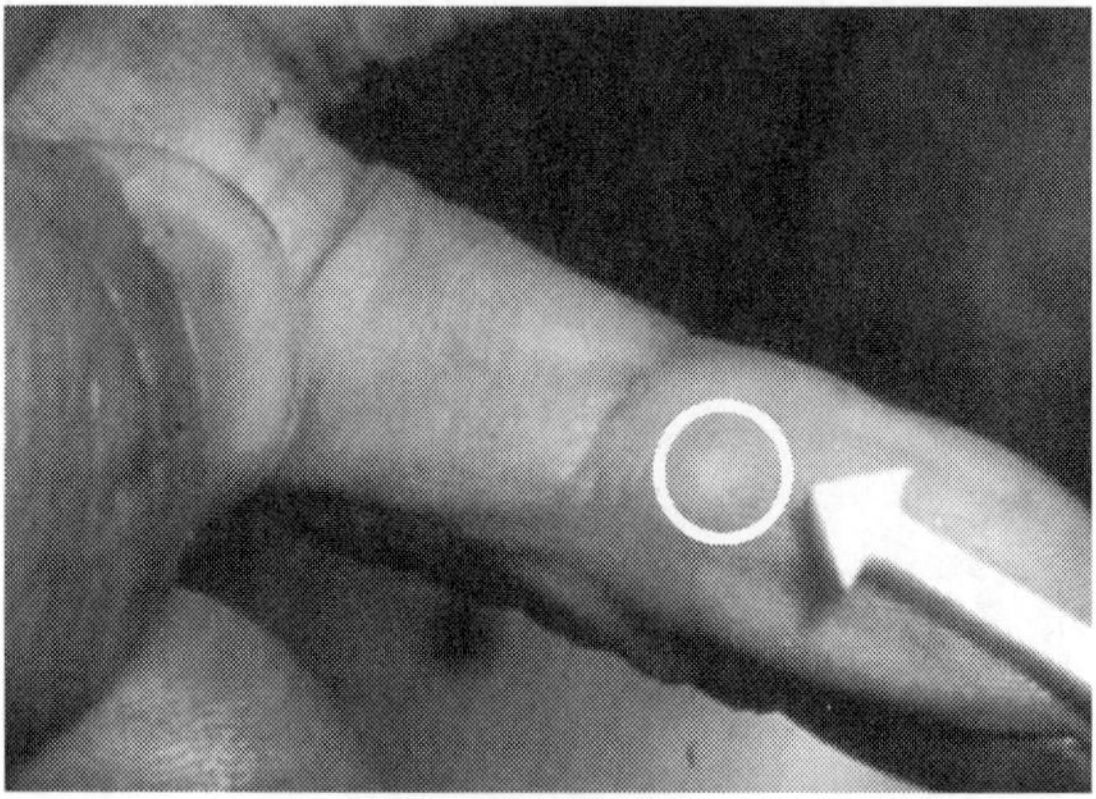

写真1　電流斑（自験例）

であった。解剖すると僧帽弁がやや肥厚し硬くはなっていたものの、それ程ひどくはなく心臓の外膜に小豆大の出血があり、電流が心臓を通過した可能性をうかがわせた。感電死と判断されたので、電気ドリルに漏電がないかどうか調べてもらったところ、漏電しており労災事故として認定されたのであった。小さな胼胝のような電流斑の存在は死因を特定するために、死者が送ってくれたメッセージであろう。

自己過失か傷害致死か

たとえば路上で死亡して発見され、後頭部に挫創があり頭蓋骨が骨折し前頭葉に脳挫傷があって死亡したとしても、過って転倒したのか、他人に押し倒されたのか警察の捜査や解剖結果も含め、総合的に考えても判断できない場合がある。監察医制度のある地域でのことであるが、ある冬の時期に公園内でホームレスの人が死亡して発見された。公園に段ボール箱で家を建て数年前からそこに住んでいたという。その近くで発見されたのである。警察の話しでは「酒の臭いが強く、着衣の乱れ、外傷や不審な様子もなく、おそらく酔って寝てしまい凍死したと思います」ということであった。検案してみると確かに目立った外傷もなく酒の臭いがしており、なるほど凍死の可能性が強いと思い、解剖せず死体検案書を作成しようかと思っていた。しかし、よく見ると、右の側腹部に何やら青紫色の皮下出血と思われる変色部が存在し、死斑《しはん》の程度も弱かった。気にしなければ見過ごす程度のものであったが、何か気になるので警察には「解剖しましょう」と言って行政解剖になった。やわら頚部から腹部に向かってメスを入れた瞬間に胸部から腹部の皮下に広がる出血が見られ、右の肋骨が多数骨折していた。さらに腹腔内には1000ccをこえる血液があり、肝臓が挫滅し、そこからの出血であった。明らかに右胸腹部に外力が加わっていたのである。皮膚表面には擦過傷などなく、比較的広い面積を持った鈍体で圧迫あるいは打撲したものと判断できた。しかし血中からは千鳥足になる程度のアルコールが検出されたため、この損傷もどこかで転倒し、打撲したのではないかということで一件落着した。ところが2~3日経って交番所に、別の場所でホームレスをしている男が「あの人が死んだのですか」と言って名乗り出てきた。話を聞くと新聞の三面記事の欄に、この公園での死亡記事がでており、それを読んだホームレスの男が、実は死者が公園で寝ており酔っぱらっていたためか、声をかけても返事せず寝込んでおり、腹が立って胸のあたりを踏んづけたというのであった。このホームレスはまさか死亡したとは知らなかったというのである。一転、この事例は傷害致死事件となった。あの時、解剖しておいて本当によかったと痛感した。解剖していなければホームレスの男が名乗り出てきてもその裏づけがないので立証できなかっただろう。一般に胸腹部の場合、相当強大な外力が働いても皮下出血などの存在がわかりにくい。たとえば交通事故で車に胸腹部を轢過され、肋骨が多数骨折し心臓が挫滅していても外表の損傷は分かりにくいこともある。歩行中に自動車と衝突し、病院へ搬送され頬骨と下顎骨の骨折など頭部の損傷が強かったのでCT検査を行ったが、特に脳挫傷などなく意識も明瞭だったので全治2週間ということで帰宅させたところ、帰宅直後意識を失い、死亡したという例を経験したが、この場合も胸腹部の外表所見はそれほどの損傷もなく、解剖時肋骨の多発骨折、肝臓、腎臓、副腎、脾臓の挫滅があり、腹腔内に多量の出血を伴っていたケースがある。死体を多数解剖していると外表の損傷が軽くても、内部では大きな臓器の損傷をともなっていることがしばしばであることを経験的に知っている。ホームレスの事例の場合も、なにやらあやしげな右側腹部の青紫色の変色部にこだわったことは、このようなケースがあることを想起したことで良い結果につながった。このような経験は今まで多くの死体とのつきあいから学んだことが役立ったことであり、逆に死体が示すどんな小さな所見をも見逃してはならないことを物語っている。

強姦殺人か

40歳代の女性が自宅でうつ伏せで膝を立て、お尻を突き出すようにして下半身裸で布団の上で死亡していた。台所の食器やテレビなど部屋の中の物が散乱しており、戸締まりはしてあったものの状況から判断して、強姦殺人ではないかということで司法解剖になった。検案してみると外表所見には特に外傷はなく、頚部を圧迫された状況もなく、死因に結びつく所見は特に見当たらない。検視官には「失禁はありませんか」との問いに、「ありました」。「直腸温は何℃でしたか」との問いに「34℃です」という答えであった。立ち会いの検視官に「これはおそらく病死で脳内出血の可能性が高いと思いますよ」と予測した。そのように予測したのは直腸温が34℃であることから死後約3～4時間と推定された。なぜなら直腸温が死後10時間以内なら1時間経過するごとに1℃下がるからである。一方で死後硬直の程度、死斑の指圧による退色の有無などの他の死体現象からは10時間は経過していると推測され、この場合直腸温は25～26℃位になるはずであり、この乖離を説明するには死亡時体温が40℃をこえていたのではないかと判断されたからである。すなわち死亡時高体温になっており、その時点から10時間経過して34℃になったと考えれば説明はつく。また失禁は意識混濁により死亡までの時間が長く、その間に膀胱に尿がたまり失禁につながったと考えられた。死亡時の高体温は、しばしば脳内出血で亡くなった人にみられる所見である。また腹腔内を開けると膀胱が膨隆し、尿が充満しており、失禁を裏付ける所見であり、この時点で脳内出血の疑いが濃厚となり、脳を摘出すると視床付近を中心に多量の凝血塊が存在し、やはり脳内出血であった。脳内出血の場合、出血後意識もうろうとなり、あちこちと動きまわる行動が見られることがあり、部屋が散乱していたのはこのためであり、また体温調節中枢付近に出血の影響が及ぶと体温が上昇し衣服を脱ぐ行動がみられることがある。他の同様の例では独居の老人が、ある日自宅の庭で全裸で発見され、部屋中が散乱し歩き回ったような形跡のある事例を経験したが、同じく脳内出血であった。したがって、本例も部屋が散乱し下半身裸であったという状況はまさしく脳内出血の行動パターンとして説明でき、今までに脳内出血で同様の行動をとった死者達の教えが活かされた例である。

病死とするには不自然な遺体

自宅で高齢の男性が死亡しているのが家族によって発見された。警察の検視の結果、病死の疑いもあるが死因がはっきりせず、顔面がうっ血しているように見え、事件性も否定できないので司法解剖になった。死者は布団上で死亡しており、特に第3者による犯行の形跡は全くない。体に傷もなく、ただ顔面がうっ血状で、眼瞼結膜に溢血点《いっけつてん》が見られ、頸部を圧迫された時に見られる所見であった。解剖しても頸部皮下や頸部筋肉には圧迫されたような出血もない。皮膚をよく見直してみれば、薄く頸部を一周するようなラインがあり、そのラインから上の頸部や顔面がうっ血していたのが観察された。これは自絞死《じこうし》ではないかと思った。自絞死とは自分で自分の首を紐状の物で絞めるのである。自分で絞めるからには、緩んでは窒息できない。多くは弾力性のあるゴム紐や電気コードなど紐状のものを4回や5回もぐるぐると緩まないように巻く。場合によれば巻いた紐状物に割りばしなどの棒状の物を差し込みねじって、締め上げていく。かなり稀な亡くなり方である。私はどうもこの方法ではないかと思った。しかし警察に聞くと、近くにそのような紐などなかったという。再度、発見した家族に聞いてもらうことにした。すると事実がわかったのである。発見時、死者の首にはタオルが結ばれており、そのタオルに丸いコピー用紙の筒状の硬い芯を通して、タオルを捻じっていたのを発見したというのである。家族が自殺だと体裁が悪いためか、タオルと芯の部分を隠して救急車を要請したことが分かった。遺体に見られる所見から考えられる死因と現場の状況に矛盾がある場合、このような第三者によって修飾を受けることがある。心筋梗塞、扼殺や絞殺などの急死や窒息死でも顔面のうっ血は認められるが、頸部を一周するラインのような痕跡は自絞死ということを物語っていたのである。逆にラインの所見をみつけても、自絞死であると疑う気持ちを持たなければ心筋梗塞などの病死と誤認してしまうだろう。

(2) 犯罪を見逃さない

ある子供の死

子供の身体的虐待では全身至るところに新旧入り交じった傷が見られ、以前から暴行を受けていたことは外表から比較的容易に判断できる。また育児の怠慢に基づく栄養失調や、病気をしても病院にも連れていかず死亡する例も多い。警察の調べや死体所見からでもその犯罪性は予測できるものである。しかし普段身体的暴行を加えていない時に、突発的に1回の暴行が致命的になった場合、身体にできた傷を見逃す可能性がある。私にとって忘れられない事例がある。監察医制度のある地域でのことである。母親が帰宅すると、まだ3歳に満たない子供が自宅で死亡して発見された。死体の回りにはかなりの嘔吐物があったという。警察が遺体を搬送してきた時に、母親によれば「子供は日頃からよく嘔吐し、近くの医者で診てもらったら先天的に胃の噴門部の筋肉の発育が悪く、そのためによくもどすのだと言われ、今回も嘔吐によって気管に吐物を詰めて窒息死したのではないかと思います」ということで事件性もないということであった。その話はもっともらしかった。私はとりあえず検案を行ったが、外表からは頭部に親指位の皮下出血が見える程度で、他には特に損傷はなかったが、しかし、なんとなく気になったので、「解剖しましょう」といって行政解剖を始めたのであった。解剖するかしないかは検案した監察医の裁量によるのである。胸腹部には何ら損傷はなく気管にも物を詰めた痕跡なく、死因はなんだろうと考えながら、頭部の皮下を見ると後頭部を中心に頭頂部にまで広がる広範囲な皮下出血を認め、明らかに外力によるものであった。さらに頭蓋内には多量の硬膜下血腫がありこれが致命傷であった。皮下出血の程度から判断して相当な外力が作用したと考えられたので、警察に「母親に遊んでいてどこからか転落したとかで頭部を打ったような状況がないか尋ねて下さい」と言って母親に聞いたところ意外な事実が浮かび上がってきた。母親は3歳に満たない死者と1歳に満たない乳児と3人暮らしで、母親は夜に働きに出かけ朝に帰ってくるという仕事であった。その間、乳児が泣いた時には哺乳びんのミルクを飲ませるよう3歳の死者に言い付けて出掛けるのだという。当日、朝帰ってきてみると乳児は泣いており、哺乳びんにはミルクが入ったままであったので、3歳の子供がミルクを与えなかったのに腹を立て、突き飛ばしたために頭をタンスに強く打ちつけた。その時点から元気がなくなり嘔吐をし、様子がおかしくなったので救急車を要請したが、蘇生せず死亡が確認されたということであった。行政解剖から司法解剖へきりかえられ、母親の業務上過失致死が問われる事件となった。この母子3人の家庭事情などわからないが、まだ3歳に満たない幼児の命はいったい何であったのか。3歳児に乳児の世話をさせて、母親は夜に仕事をしなければならないという家庭状況を考えると、「ふびんな気持ち」と何かしらこの家族に対する「もののあわれ」を感じる事件であった。もし、解剖せず「食道逆流症にもとづく吐物誤嚥による窒息」としていたら、今回の真実は明らかにできなかった。頭部にあった親指大の皮下出血は3歳の幼い命の叫びであり、何かおかしいと思ったことは子供の発したシグナルを聞き取れたことではないだろうか。

この事例は幼児を突き飛ばすという突発的な出来事であったが、その背景にはネグレクト的要素を持っている。ネグレクトは基本的な「衣食住」「安全」「医療」「教育」が与えられない場合を意味する。この3歳児は夜の間、どのようにして食事をし、お風呂に入り、何を考え寝ていたのか。やるせない気持ちになる。他の例として親の常識的な配慮の不足、判断の甘さや誤り、子供を配慮する心身のゆとりの不足などが原因で死亡する場合がある。たとえば夏の暑い日に車中に子供を置いてパチンコや買い物にふけり、戻ってきた時には熱中症で死亡していたり、16歳の母親が4畳半の自室でシンナーを吸引し、同室で寝ていた1歳未満の子供が充満したシンナーを吸引し、トルエン中毒で亡くなったり、マンションの高所に住んでおり、親が「しつけ」と言ってベランダに閉じ込め転落死すると行った事例も経験したが、これらは安全に対するネグレクトであろう。いずれにしろ児童虐待は若年の母子家庭、経済的困難、孤立、夫婦間の不和、育児疲れなどが多い。周囲から支援を受けられず、孤立して孤独のうちに育児をしているために、子供にストレスをぶつけて虐待に至ってしまうケースが多い。「幼いころ、大人たちからたくさんの愛をもらって育った子どもは、大人になった時に真に人を愛することができる。逆に愛薄く育った子どもは、生涯愛に飢えて生きる。小さい時から〝いらない子〟と評価され、存在価値を否定されて育った人は、自分は生きていても生きていなくても同じ、むしろ、いない方がいいんじゃないかという自己概念を持って生きているだろう。それに比べて、大切にされた人は、自分の価値に自信を持っている」という文章を読んだことを思い出す。いかに子供にとって愛情が必要か。不幸にして虐待をうけて育った子どもが、自分の心の傷と向かい合い、自己肯定感を取り戻せるような環境に出会うことを祈るばかりである。

病死か扼殺か

ある雑木林の中を流れているせせらぎで10歳代後半の若い男性が死体で発見された。警察の話では身元もわかっており、甲状腺機能亢進症で治療中であったという。目立った外傷としては背中に上下に走る線状の表皮剥脱が多数みられる程度であり、現場の状況から判断して、発見されたせせらぎの上数メートルのところからすべり落ちた時にできた傷ではないかということであった。どうやら甲状腺機能亢進症が原因で致死的不整脈など何らかの発作が起きたのか、あやまって足を踏み外して転落した可能性が高いということで、当初は事件性は余りないという判断であった。検案時の外表所見では顔面はややうっ血し眼瞼結膜に溢血点が認められた。このような所見は窒息死や急死にみられる所見であるが、頚部を圧迫された可能性を十分に念頭に入れなければならない。なるほど眼球はやや突出し眼球結膜は充血気味で甲状腺機能亢進症を思わせる。背中は上下方向に多数の線状の表皮剥脱がみられ、転落時に背部を擦過してできても矛盾はない。しかし、気になったのは生活反応に乏しいということであった。すなわち、生前や死亡直前に転落すれば損傷部に出血などを伴い赤褐色を呈するはずが、黄色で死後に擦過したような傷であったのである。頚部を見てみると特にひもや手で圧迫されたような明らかな所見はなく、外表からは死因の推定はできず、解剖にその判断をゆだねた。頸部の筋肉に小豆大もないほどのわずかな出血を認め、甲状腺は腫大していたものの、その他は特に急死の所見しかなく死因を特定できなかった。ただ過って転落死した可能性は転落にもとづく死因となる所見がなく否定された。そうすると雑木林を歩いている最中に甲状腺機能亢進症にもとづく致死的不整脈がもとでせせらぎに転落し、背中を擦過しながら落ちて死亡した可能性しか考えられない。この場合、死因は甲状腺機能亢進症による致死的不整脈で病死となる。しかしもう一度、顔面をよくみると眼瞼だけでなく頬部にも溢血点が出ており、この所見は頸部を圧迫された時によく出る所見である。しかし、それにしては頸部の筋肉や咽頭・喉頭部のうっ血や出血に乏しい。手による頸部圧迫、すなわち扼頸による窒息とは断定できなかったが、しかし、何かしら頸部を圧迫されて遺体を捨てられたように思えてならなかった。解剖時には明確に死因を説明できず、組織検査や薬物検査の結果を待つことにした。解剖後、ゆっくりと頭を整理し考え直してみた。頸部を圧迫された場合、一般に明瞭な筋肉内出血などが見られる。窒息死の場合、外力が加わらなくても痙攣時に頸部の筋肉に出血が見られることはあるが、本例では小豆大程度であり、痙攣時に見られる出血部位とは異なる部位に出血が認められ、この部に外力が加わったと考えざるを得ない。また眼瞼だけでなく、頸部を圧迫された時に認められる頬部の溢血点があること、背中に生活反応の乏しい擦過傷があることから、やはり病気でなく事件性を考えた方が自然であった。はがゆい1日を過ごし、翌日連休であったが警察に電話し、頸部を圧迫されて死亡した可能性が80%と考えられる旨のことを伝えた。解剖する側として間違った判断をして捜査を混乱させてもいけないし、その責任の重さを痛感しながら電話をした。警察の方も連休返上で捜査をした甲斐があって、被疑者がつかまったのである。その供述によると、死者を車中で背後から頸部を前腕でヘッドロックのようにはがい絞めにし、ぐったりした後、親指で頸部の一点を圧迫して死亡させた後、現場に遺体を運んだというのである。背中にできた擦過傷は遺体をひきずった時にできたものであることが判明した。なるほど前腕で頸部を絞めれば頸部筋肉に出血がみられなくても矛盾はなく、小豆大の筋肉内出血は親指で圧迫されたことによって生じた出血を示していたのである。頸部圧迫による窒息死の場合、死の機序は、

①頸部を走行する頸動静脈や椎骨動脈の閉塞
②気道の圧迫による窒息
③頸部神経（頸動脈洞、迷走神経）の圧迫による心停止

の3つの機序があり、通常①と②が主として関与する。しかし、この事例は腕で頸部をヘッドロックのように背部からはがい絞めしたため①の機序よりも②の機序が主であったため、血管の閉塞はな

く頭部・顔面の血流に影響しないため顔面のうっ血に乏しいと判断された。この事件は甲状腺機能亢進症という病気の存在が死因の判断を迷わす因子になった。しかし、頬部にみられた溢血点の存在、頸部筋肉の小さな出血と生活反応に乏しい背中の擦過傷の存在は病死と考えるには合理性を欠いていた。この3つの所見は、やはり死者からの悲痛な訴えであり、見逃してはならない所見だったのである。

病死か殺人か

70歳、独居男性が自宅で意識のない状態で発見され、病院へ搬送されたが死亡確認された。仰向けの状態で足首には紐が緩く巻かれていた。右目の周囲は赤く腫れており、顔面以外に上下肢に多数の傷があったが、死因は不明で司法解剖になった。死者は精神疾患を有しており、普段から奇行や奇声を発し、壁などを叩いて自傷行為をしては近所に迷惑をかけていた。このことから身体に見られる傷は自傷行為であり、足首の紐も自分で行った奇行によるものではないかと推測され、内臓疾患などの既往歴は特になかった。解剖すると舌の左右の外側に小さな出血が散在し、左右の頸部のかなり深い深部の筋肉に小豆大の出血、右肋骨に1本の骨折を認めただけで、肉眼的には明らかな病変は認めなかった。解剖終了時には死因は判断つかず、組織検査や薬物検査などの結果を踏まえて結論を出すことにした。自宅へ帰ってゆっくり考えてみると、左右の頸部の深部の小豆大の出血は今までに見たことがない深い部位の筋肉の出血で、通常の頸部圧迫時に見られる筋肉の出血部位ではない。また頸部皮膚にも圧迫時にみられる所見はなかった。そうすると左右の深い筋肉の出血は、病院へ搬送時の救急隊による挿管時に頸部を指で圧迫した時にできたものかもしれない。しかし今までの例で挿管時にこのような出血を認めた記憶はなかった。顔面を初め多数の損傷、足首に巻き付いた紐などの状況を含めて考えると、事件性があるように思えてならなかった。翌日、検視官に死因は不詳のままであったが、もし犯罪死であったなら、検査の結果を待っていては初動捜査が遅れると思い、自分の肌で感じる感覚を信じ、検視官には「高い確率で事件性がある」と思う旨を伝えた。捜査を開始すると、被疑者が2人浮かびあがった。自供によると物取りに入り、死者をなぐり一人は馬乗りになり両手で鼻口を圧迫し、もう一人は足首に紐を巻いて足をばたつかせないようにしたという。舌の出血、左右の深部の頸部の圧迫は鼻口を圧迫した時に頭部が後屈し、そのために介達的《かいたつ》に頸部の筋肉が伸展し、出血したもので、また右肋骨の骨折は馬乗りになった時に骨折したものと考えられた。死因は鼻口圧迫による窒息死と判断された。この事例は死者の外表に見られた外傷は、死者が精神疾患を持ち奇行や自傷行為によるものという先入観により事件性よりも病死であろうと誤った判断をするところであった。今まで経験のないような舌の出血や深部の筋肉の出血は病死ではないということを示す重要な所見であった。先入観や偏見は間違った判断を下す大きな危険因子であることを実感した例である。

交通事故か転落か

男性が路上に倒れているのが発見された。その場所は歩道橋の真下であった。歩道橋からの転落か、交通事故によるひき逃げか、現場検証で判断がつかず、司法解剖になった。高所からの転落や交通事故では外的エネルギーが高度で外表の損傷だけでなく、臓器にも大きな損傷が認められ、どちらであるか判別することが難しいことがある。解剖時に外表をみると、頭部に挫創（パックリと開いた傷で、皮下の筋肉や骨が露出している状態）があった。その他、胸部や上下肢にも多数の損傷が認められ、全体の損傷形態から判断しても転落あるいは交通事故かの判断はつきにくかった。一方、頭部に見られた挫創をピンセットでつかんで開いてみると、その中には白い塗膜片《とまくへん》が認められたのである。この塗膜片の存在は転落ではなく、交通損傷であることを意味している。解剖する前の外表検査で交通事故と推定されたのである。死因は腰部打撲による骨盤骨折にもとづく失血死であり、交通事故損傷と考えても矛盾はなかった。目撃情報など捜査の開始となったが、この記事が新聞の三面記事にのり、それを見ていた自動車の修理会社から「少し様子がおかしい乗用車の修理を預かっている」と警察へ連絡があった。車の破損状況と塗膜片が一致し、また車を運転していた被疑者の供述から歩行中に衝突し、そのまま逃げた旨自供した。本例は挫創の中にあった塗膜片は交通事故であることを物語っていた貴重な試料であった。挫創は重要な情報を提供してくれる開放性損傷であることを経験上知っていたことが役に立った。ピンセットでつままなかったなら、交通事故であったかどうかわからなかったかもしれない。

(3) 心に残る奈良事件簿

小1女児殺害事件

私は法医学を学び始めて40年になるが、この事件はその中でも心に残る事件の1つである。小学校1年生(7歳)の女児が授業を終え、帰宅途中に行方不明になった。女児が、車を運転して近づいてきた男と言葉を交わし、その車に乗ったのを目撃されている。その日の午後8時すぎ、女児の携帯電話を使って「娘はもらった」と母親に犯人からメールが送られてきた。翌日午前0時頃に女児は農道脇の側溝で死亡して発見された。痛まし過ぎる事件であった。何の罪もない純真無垢な7歳の小児を見た時、そう思った。今まであまり死者に感情移入することはなく解剖を行ってきたが、今回の事件はそうはいかなかった。

解剖時に目に飛び込んできたのは大きく膨らんだ気腫状になった明るい肺であった。肺をメスで切り両手で圧迫すると割面（切り口）から泡立った多量の泡沫液が出てきた。溺死の肺だと思った。胃には多量の水溶液が入っており、多量の水を嚥下したと考えられた。しかし溺死と確定するには100％の確信はなかった。それは発見された側溝には当時水が流れていなかったからである。溺死の場合、肺、肝臓や腎臓から吸引した水の中に含まれるプランクトンが検出されることが多い。したがって、これらの臓器からプランクトンが検出されるかどうかを確認する必要があり、検出されて初めて確定診断となる。肉眼的には溺死であったが、プランクトンの検査には日数がかかるので解剖時には溺死の確定診断にはいたらなかった。検査結果は臓器からプランクトンが検出されなかった。肉眼的所見から推定される溺死所見とプランクトンの陰性結果の乖離は浴槽の水、すなわち水道水の水を吸った可能性が高いものの、溺死と判断したことが間違っているのではないかと不安であった。被疑者が捕まるまで1ヶ月余りかかり、その間溺死と推定した死因が正しいのかどうか落ち着かない日々を送った。被疑者が逮捕され、自宅の浴槽で頭部を水につけて殺害したと供述した。この時は死因が間違っておらず、捜査を攪乱せずに済んだことに安堵し、女児に対して改めて冥福を祈った。

事件解決後、7歳の女児の死について考えることも多かった。未来ある女児の死は理由なく悲しいものであった。自分が7歳であった時のことはもはや思い出せないが、まだ「ものごごろ」がつきはじめた頃の女児のあどけなさはご両親をはじめ周囲の者の心をどんなに和やかにし、希望を与えてくれたであろうか。そんな女児の存在を一瞬にして消し去った事件は痛ましく、そして切ない記憶として未だに残っている。

通っていた小学校では亡くなってから15年になるのを前に、「命を考える集会」が開かれた記事が新聞に掲載されていた。校長は児童らに「『子供たちは地域の宝』といつも見守ってくれている地域の方々の優しいまなざしが、あなた方を包んでくれていることを忘れないでください。一人一人が命についてよく考えてほしい」と呼びかけたという。小学生の児童が命について考えるのは難しいことではある。少なくとも今まで一緒に遊んだり、勉強したりした友達がこの世にいなくなるという意味は理解できるであろう。それぞれの児童にとって今後、命の大切さを考えていく上で余りに「大きな深い悲しみの経験であった」ことは想像に難くない。

女子中学生殺人事件

当時13歳だった中学2年生の女子生徒が卓球大会からの帰りに行方不明となった。道路にはタイヤ痕、ガードレールには血痕が付着しており、近くの公衆トイレでは切り裂かれた女子生徒のジャージと、血だらけのダウンベストが発見された。警察はひき逃げ事件に巻き込まれた可能性があるとして捜索を開始した。聞き込み捜査で当時25歳の無職の男が浮上した。男は四輪駆動車を乗り回しており、警察やマスコミはその男をマークし始めた。

約2ヶ月半後、略取誘拐の容疑で被疑者が逮捕された。男は当初容疑を否定していたが、犯行後に売却した車の後部座席から発見された血痕のDNAが被害者の血痕のDNAと一致した事や、ジャージに付いていたタイヤ痕が被疑者の四輪駆動車のタイヤと一致したことから自供した。自供によると四輪駆動車を運転中、帰宅途中の顔見知りの女子生徒を発見した。そこで「家に送ってあげる」と声をかけたところ無視されたため、腹が立って、歩いている中学生の背後から車ではねて、10キロ先の山中に遺体を捨てたという。

警察からの連絡で山中に捨てられた被害者の掘り起こしに立ち会った。行方不明になってから約3ヶ月経過していた。被疑者の自供する場所の土を丁寧にのけていくと、かぶせられた布団と包まれた黒いビニール袋があらわれてきたように記憶している。そのビニール袋の中からご遺体の一部が見えた時の光景は未だに記憶から消え去らない。3ヶ月の間、山中で放置された姿を見た時はただただ悲しかった。解剖時には若い女性とはわかっても、死因は不詳であった。しかし、頭蓋骨をよく見てみると、側頭骨に線状の骨折線が数本走っているのが観察できた。その骨折線の走向は通常の走り方ではなく、交通事故や転倒などによる骨折とは異なって今まで経験したことのないような骨折線であった。すなわち1回の打撃では説明できない骨折であった。法医学の教科書には〝後で発生した骨折線は前に生じている骨折線を越えない〟とある（図13）。多くの教科書に記載されてはいるが、そんなに経験するものではない。この

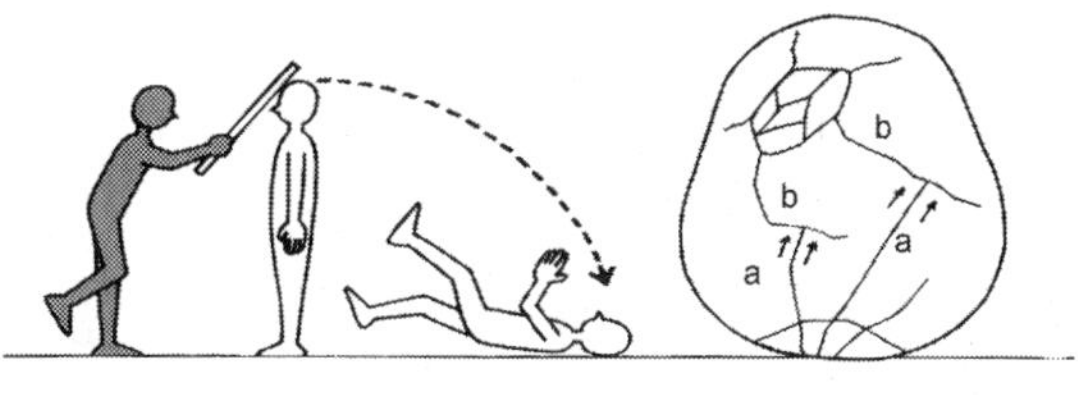

後でできた骨折(a)は先にできた骨折(b)をこえない

図13　骨折線の発生機序

原則に照らし合わせてみると、少なくとも3回は側頭部を打撲していることを物語っていた。警察には「この骨折が死因と直接関係あるかどうかわかりませんが、少なくとも数回は頭部を打撲していると思います。身元がわかって被疑者が判明すれば頭部を何回殴ったか聞いてみて下さい。ただし、この骨折線は生前のものか死後にできたかはわかりません」と言っておいた。後に被疑者が逮捕され、供述によれば意識不明の状態で山中に捨て、はっきりした回数は覚えていないが、横たわっていた死者に数回程、小児頭大の石を上から落としたというのである。解剖所見と矛盾のない供述が得られ、このことは犯人のみが知る事実であり、まさしく被疑者が犯人であるということを立証することに役立ったのである。裁判所での公判でこの骨折線について「どうして複数回打撲をうけたと思われるのか」『生前か死後のものか』『死因と関係するなら頭蓋内にどのような所見が考えられるのか」、などの質問があり、多くの傍聴人の中で事実に基づき答えたが、なにかしら訴えることもできない死者に代わって答えているような不思議な気持ちになった記憶がある。この骨折線の存在は犯人を特定するための死者が示したせめてもの抵抗であったのかもしれない。

2つの事例のように罪もない、無限の未来があり、将来の夢を描いていたに違いない子供の死は、特に心に深く悲しみとして残る。なぜならロシアの小説家が言ったように、「子供や青年は未来があるというだけでも幸福である」であり、その存在だけで、周囲にも幸せを持たらす命だからである。

(4) すべては語らない

死因はわかっても、どうしてそのような死因で亡くなることになったのか、遺体からではわからないことも多い。死者の生活状況、生い立ち、病歴など背景から想像がつくこともある。しかし、それは死者しかわからない。

自殺か事故死か

苦い経験例を紹介する。監察医制度地域での事例である。ある海岸の岸壁から乗用車が海に転落し、目撃者が警察に通報し、車を引き上げたところ運転者はすでに死亡していた。目撃談によれば、車は勢いよく海にむかって突っ込んでいったという。また警察の話では車のブレーキの下にコーラの空き缶がくくりつけてあり、ブレーキを踏んでもきかないようにしてあった。検案時には警察は状況から自殺と判断していた。しかし、私は水中死体の場合は解剖するということにしていたので、解剖を行った。解剖所見は鼻口腔内、気管・気管支に微細白色泡沫液があり、肺は高度膨隆し、明らかに溺死肺の所見であった。つまりこれらは生活反応とよばれる所見であり、生前に水を吸って呼吸したことを意味しており、死後に水中に投じられたものではないことは明白であった。頭部に皮下出血があり水中に転落した時に打撲して生じたものと考えられた。死因は溺水吸引による窒息(溺死)で、死因の種類は自殺として死体検案書を作成した。2週間程して遺族の方から「自殺としてあるのを災害死にしてくれませんか」と言ってきた。私は「それはできません。警察の方で再度調査し直した結果、自殺とは判断できず過って転落した可能性もあるという報告を受ければ訂正してもいいですが、それがなければできません」と答えた。遺族は警察にその旨のことを言ったが、取り合ってくれなかったようである。というのは忘れた頃に突然、裁判所の方から私に証人呼出状が送られてきたからである。警察に問い合わせたところ、死者は10数億円の保険に入っており10億円は保険金が支払われるが、残りの数億円は自殺のために支払われないので、民事裁判に持ち込まれているということであった。この時点で警察も自殺として遺族の申し入れを断ったのだと思った。裁判所に呼ばれるのはこの時、初めてのことであり、何を尋問されるか気掛かりにはなっていた。当日、裁判所で遺族側の弁護士から、「なぜ、あなたは溺死と判断されたのですか」と質問されたが、これは試験の山が当たったようなもので、すらすら得意な気分で答えた。次の質問は「どうしてあなたは死体検案書に『自殺』とされたのですか」

であった。少しとまどったが「解剖した結果、明らかな死因につながる病気もなく、また薬物も検出されず、最終的には自殺か過って海に転落したのかはわかりませんが、警察の調査で自殺としか考えられないということで自殺としました」と述べた。その時、弁護士は「では、あなたは解剖所見からは自殺か不慮の事故かわからないのに、警察のいうことを聞いて自殺としたのですね」と尋ねた。私は戸惑いながら「はい」と言わざるを得なかった。そうすると、さらにたたみかけるように、「そんなことでいいのですか。警察のいう通りにする医師でいいのですか」と裁判官にアピールするように言った。私はまだ経験も浅く、若かったこともあり反論できなかった。今なら、「死因の種類は原死因（溺死）にもとづいて判断するのであるが、原死因がなぜ生じたかは医師の判断だけでなく警察の捜査などの情報を加味して判断するものなのである」と答えただろう。死亡診断書（死体検案書）一枚が自分の知らない間に、一人歩きして保険金請求などの書類に使用されるために、注意して診断書を書かないとトラブルのもとになる。いずれにしろ、この経験は死体は溺死であることはもの語ってくれたが、自殺か不慮の事故かは教えてくれなかった。この証人尋問後、様々な方向から物事を考えなくてはならないことを経験し、法医学に対して新たな認識とより厳しい目で死者と向き合わなければならないことを感じた。

後に松本清張の『疑惑』という推理小説を知った。この小説では夫婦が乗った乗用車が、岸壁から海に飛び込んでいき、夫は死亡し妻は助かった。妻が夫に多額の保険をかけていたところから、妻による車の転落にみせかけた保険金殺人事件として疑われたが、夫が運転しブレーキの下にくつを置き、ブレーキを踏んでも止まらないようにして、夫が運転していたことがわかり、夫が無理心中を図った事件とわかった小説であった。本事例はこの小説を真似たのかもしれない。

先祖の下へ旅立った自殺か

ある冬に山道から少し外れた山林内に60歳代と思われる男性が死亡して発見された。遺体の周囲には缶ビールと紙パックの焼酎の飲み残しがあった。所持品としてリュックサックがあり、中には身元の特定になるものはなかったが、位牌があった。検視時に外表には特に損傷は見当たらなかったが、死因がわからず司法解剖になった。解剖でも明らかな外傷はなかったが、死因は凍死であった。血液からは運動機能が低下するほどのアルコール濃度が検出された。しかし、どうして山中に来て死亡したのかはわからなかった。山道から少し離れたところであるので、自殺の目的でこのような場所に来たとも考えにくい。一息入れようと、お酒を飲んで休憩していたのだろうか。凍死する場合、多くは凍死する誘因がある。飲酒、痩せ、薬物の服用、高齢者、雨などで体が濡れているような環境では体温が低下しやすい。この例もアルコールが検出されているため、凍死の誘因になったのは間違いないだろう。自殺の目的で寒い山中にきて酒を飲み凍死しようとしたのか、あるいは休憩中に飲酒で眠ってしまい、その間に体温が低下し凍死したのかはわからなかった。ただ気になったのは位牌を持っていたということである。位牌は先祖の戒名が書かれた魂が宿る大切な心のよりどころとなる象徴である。位牌の存在は、死者は先祖を供養する役目を負った長男だった可能性がある。大切な位牌を持ってこんな山中へきたことは、死者以外に先祖の供養する人がおらず、先祖とともに自分の死に場所を探していたのかもしれない。「どうしようか」と、この山中で酒を飲みながら考え込んでいる間に凍死した可能性がある。経験上、自殺に凍死を選ぶ人はほとんど経験がない。おそらくは、いずれ自殺しようと思っていたのが、たまたまこの山中で凍死してしまった不慮の事故のような気もする。このように死因はわかっても、どうしてそのようなことになったのかはわからない事例が多い。この例もその一つである。身体からは自殺か不慮の事故かを教えてくれるメッセージはない。唯一、位牌が何らかのメッセージを発しているであろうが、それを汲み取る力は私にはない。死者の身体的特徴に似た人の捜索願いもなく、未だに身元がわかっていない。全くの天涯孤独の人であったのかもしれない。

(5) 法医学者がかかわる有名な事件

よくメディアで取り上げられるような事件は猟奇的な事件、不可思議な事件、誘拐事件など多様であるが、大衆受けする事件が多い。メディア受けする事件イコール難解な事件ではない。難解な事件はメディアにも取り上げられない普段の司法解剖でしばしば経験される。たとえば他殺であることは状況から明瞭であるにもかかわらず、死因となるような傷や病変が見当たらない例、死因が明らかになっても自殺なのか、他殺なのか、不慮の事故なのか判断がつかない例、多くの傷があるにも関わらず、致命的な死因が認められない例、致命的な傷はあるけれども、どうしてそうなったかわからない例など、難しい例は多い。また死亡推定時刻の判断が難しい場合も多い。メディアで取り上げられる事件は、たとえば刃物で刺されて発見されたが、犯人がどうやって家に忍び込んだのか、いつ、誰がなど、死因が何かというよりも、その状況に不可思議さがあって、そちらが主たる興味の対象になっている。このような例では、法医学的には刃器による刺創にもとづく肺や心臓などの損傷での失血死であり、死因を判断するのはそれほど難しいことではない。

むしろ法医学が本領を発揮するのは大規模災害で多数の死者が亡くなった時であろう。たとえば京都アニメーション放火殺人事件（京アニ事件）やJR福知山線脱線事故（尼崎脱線事故）である。

京都アニメーション放火殺人事件

アニメ制作会社の第1スタジオに男が侵入し、ガソリンを撒いて放火し、36人が死亡し、多くの方々が負傷した事件である。ほぼ全員の方が司法解剖になった。このような放火殺人事件は私も1990年に兵庫県尼崎市のスーパーマーケットの長崎屋尼崎支店で発生した火災で15人の方が死亡した事件を経験した。その経験からすると京アニ事件ではおそらく次のようなことが行われただろう。

①個人同定……ご遺体が火災による熱の変化で顔などの身体的特徴からでは身元の特定ができなかっただろうことは容易に想像できる。また社員以外の方が被害にあっている可能性もあり、その場合に知人や親族からの届け出がなければ個人の特定は困難である。なぜなら免許証などの身元の特定に役立つようなものを所持していても焼けてしまっているからである。このような状況の中、亡くなられた方々の検案・解剖によって性別や年齢を大まかに区別し、爪や血液などからのDNA資料を採取し、届け出のあった遺族の方々のDNA資料と照合する。あるいは生前の歯科治療のデンタルチャートがあれば、検案時の歯の治療痕と照合する。この場

合、歯科の先生の協力が必要になる。大変な労力である。テレビ報道でご遺族が「遺体を早く返してほしい」と言われていたが、ご遺族にご遺体をお返しするのが遅くなるのはこの理由である。

②死因の究明……死因は焼死なのか一酸化炭素中毒なのか、他の死因なのかである。血液の一酸化炭素濃度を測定することが重要である。ご遺体によっては一酸化炭素濃度が致死濃度になっている人やそうでない人がいる可能性がある。人が火災にあって亡くなる場合、まず煙が発生し、一酸化炭素を多量に含む煤《すす》を吸って一酸化炭素中毒になり死亡し、その後に火に包まれる場合の死因は一酸化炭素中毒である。また血液中の一酸化炭素は致死濃度まであがらず、むしろ炎による全身の火傷や、熱風を吸い込むことによる気道熱傷による窒息、密閉された部屋の酸素欠乏や炎が顔を包むことによる酸素欠乏が重なって死亡する。この場合は火傷、酸素欠乏や一酸化炭素の作用が合わさって死亡したと考えられ焼死と呼ぶ。典型的には灯油をかぶって焼身自殺した場合がある。したがって外表は高度の焼損状態で同じように見えても、血液中の一酸化炭素濃度の測定によって、一酸化炭素中毒死か焼死かがわかるのである。それによって煤の発生が主体で死亡にいたったのか（一酸化炭素中毒）、あるいは煤の発生と同時に炎が発生

した状況であったのか（焼死）が判断できる。
この事件は京都にある大学の法医学教室で検案・解剖されている。

ＪＲ福知山線脱線事故

平成17年（２００５）４月25日午前９時18分、兵庫県尼崎市のＪＲ福知山線で、通勤・通学客で混み合う快速電車がスピードを出し過ぎ、急カーブを曲がりきれずに脱線した。乗客と乗員計１０７人が死亡し、多数の負傷者を出した事件である。この事件では京アニ事件と違って司法解剖になったのは運転手１人だけで、１０６人の方は検案による死因の推定が行われた。この場合は誰が乗車しているのかは事前の情報がないため身元の確認は困難になる。ご遺体は体育館に安置され、まず警察の検視が行われ、ご遺体の損傷状況に加え身元の特定に役立つ身体的特徴、着衣や所持品などの情報を収集する。その後、医師の検案を行い、死因や死亡時刻の推定を行う。すぐに身元の確認ができ遺族との対面がスムースに行われたケースも多いが、そうでない場合は身体的特徴を記した情報を掲示板に張り、特徴が類似しているというご遺族からの申し出があればご遺体の写真を提示あるいは直接対面して確認することになる。しかし女性は免許証など身元確認になるものはハンドバックに入れていることが多く、事故の衝撃で身体から離れてしまうので身元の確認が遅れる。また遺体の損壊がひどい場合はＤＮＡ鑑定や歯型などから身元の確認が行われる。この事故はすべて法医学者によって検案・解剖されている。一般の方々は臨床の医師によって行われているように思われているかもしれないが、兵庫県の２つの大学と監察医の法医学者による検案解剖が行われている。

しかし、このような大規模災害の場合の対応のマニュアルは、以前から存在したものではない。平成７年（１９９５）１月17日におこった阪神淡路大震災の時に多数の犠牲者が出た。この時はこのような大震災時に備えた計画や対策はほとんどなされておらず混乱した。検案する医師自身が被災し、交通網も遮断され、約６５００人の死者が出た。この震災をうけて大規模災害時の対応は国、地方自治体、警察本部での災害対策本部の設置、日本法医学会や医師会・歯科医師会、災害現地機関（大学法医学教室や監察医機関）など各方面での災害時死体検案支援対策マニュアルをはじめ、緊急時の検案・解剖の体制も、阪神淡路大震災時の経験によって整備され、東日本大震災をはじめ、それ以後の災害に生かされていることを付け加えたい。

《コラム》

ドラマと実際の違い

最近では、人材不足と言われる法医解剖医にスポットを当てたテレビドラマが多くなってきた。「人生のドラマを描きながら、かっこよく事件を解決する」ように脚色されている場合がほとんどである。

(1) ドラマでの解剖は監察医でありながら司法解剖になっている

監察医○○というテレビドラマがあるが、行政解剖でなく司法解剖を行っている。監察医は監察医制度施行地（東京都、大阪市、神戸市）においてすでに警察が検視を終え、事件性がないと判断した非犯罪死体が対象で、多数の監察医が当番制で日々検案・解剖を行っている。解剖する場合は都道府県が設置した決められた解剖室で行い、大学の法医学教室ではしない。したがって犯罪死体や変死体は法医学教室で司法解剖がなされ、監察医は原則、司法解剖はしない。監察医と法医学教室と直接の関連性はない。以前の監察医○○というドラマでは監察医が日常に開業医をしながら、検視官が開業している医院に来て変死体の司法解剖を依頼をしたり、妻が監察医で夫が検事という非常に稀有な設定になっているが、これもドラマゆえの設定である。最近の『監察医朝顔』というドラマでは、監察医にもかかわらず、大学法医学教室に勤める法医学者の設定で、法医学教室で司法解剖を行っている。また監察医が現場で検視官とともに検案や刑事と同じように行動したり、遺族などと接触し事情を聞いたりして、事件を解決しているが、このようなことはしない。さらに主任教授である女性が料理を作って教室員に振る舞う場面もあるが、昔良き時代にはあったのかもしれないが、今やこのようなことは私の知る限りない。これもドラマゆえの設定である。「アンナチュラル」というテレビドラマでは、これらの矛盾がないように国の認可を受けた全国発の死因究明に特化して調査する不自然死究明研究所という場所で、警察や自治体から依頼される年間400体の法医解剖を行うという設定になっている。本来なら、法医学者○○というタイトルで、大学の法医学教室の教員で司法解剖をおこなう設定が自然であるが、大学の教員が自由奔放に現場や遺族と接触したり、刑事のような振る舞いができないので、ドラマでは監察医○○が司法解剖を行うという矛盾した設定になったり、不自然死究明研究所という架空の設定になっているのであろう。監察医制度施行地の一つである東京都監察医務院を例に取ると、1日数十体の検案があり、その内2割程度の解剖が行われており、多くの監察医が毎日当番制で業務をして、あわただしさがある。

(2) テレビドラマでの死体役の難しさ

テレビドラマを観ていると、死体役をしている役者が「生きている」とわかる場面を見かける。たとえば、

①首を吊っている場面があるが、体がブラブラと揺れている場合があることに気が付かれた方もおられるだろう。これは心臓が拍動しているためで、拍動のたびに体が揺れるのである。本当に死亡していれば、心臓は止まっているので揺れない。

②目を見開いて死んでいる場面があるが、死亡した直後でない限り目はつぶっているか、薄目で開いている。人が眠るときには目を開けて寝る人はいないであろう。死亡した時も同様自然に目が閉じる。

③腕や手が写っていると、静脈が浮き出ている場合がある。高齢者で循環不全で亡くなった

場合に、死亡後にみられる場合もあるが、これは血圧によって血液が流れているからである。死亡している場合には血圧がないので静脈は浮き上がらない。

④水面に浮いて溺死している場面がある。ドラマでは死体は真っ直ぐに浮いている。死亡していれば、真っ直ぐではなくお尻だけ浮き出て頭は沈んでいたり（図14）、体の一部だけ出ていることがほとんどである。生きている場合、肺に空気が入っているため、胸は浮く。しかし溺死の場合には肺の中に水が入り、肺の空気量は減り、上半身の比重は重くなり、また頭部は重いので上半身は沈むようになる。

⑤死後数日経過しているにも関わらず、腐敗性変化（たとえば皮膚の緑色の変色）のメイキャップがなく、死後直後のようなきれいな状態である。

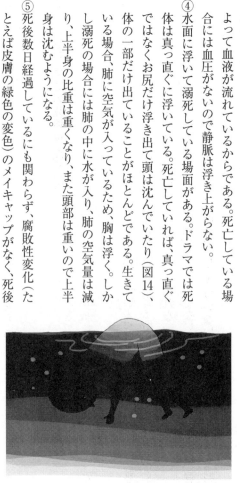

図14　溺死体の浮遊状態

⑥死後1日半位までは身体は死後硬直で1本の棒のように硬くなっているが、遺体を搬送する場面では臀部が下がり「く」の字型になったり、手足がブラブラしている。

⑦検案する場合は全身裸にするのが原則で、警察の霊安室や大学の法医学教室の解剖室で行う。そして全身の関節の硬直の程度（死亡後、骨格筋は硬くなり関節が曲がりにくくなる）、死斑の程度、眼瞼結膜の所見（溢血点の有無）、角膜混濁の程度、瞳孔の大きさ、直腸温の測定などから死亡時刻を推定する。

テレビドラマでは検案医が現場で遺体の服を着せたままで、体も動かさずに、少しだけ遺体を触り、すぐに死亡時刻を正確に割り出している。死体役の人に実際の検案と同じようにできないからである。硬直は1日半位までなら、全身は一本の棒のように固い。硬直の程度を観察するのに、関節が曲がるかどうか力を入れて確認するが、この力に抵抗して、棒のように硬くなっている状態を見せる演技が必要である。また眼瞼結膜の所見を見るのにピンセットでまぶたをめくらなければならない。実際にめくられると痛くて声が出てしまうだろう。角膜の混濁は死亡直後は透明であるが、時間とともに白く濁ってくる。12時間も経過すればすりガラスのようになる。もし、この所見を見せるなら、白く濁ったコンタクトレンズをしないといけない。死斑は心臓が止まると、血液の循環がとまり、血液が重力にしたがって下方に降りてくる。たとえば仰向けで死亡していれば、背中に血液が集まり紫赤色として現れる。死斑を見せるなら背中を紫赤色にメイクしなければならない。さらに死後12時間以内なら、指圧で死斑は退色するので、もしこの時間帯での死亡ならメイクした紫赤色の死斑が指圧で消え指の痕が残る工夫をしないといけない。また直腸温を測定するため、肛門から温度計を挿入する必要があり、このような場面は恥ずかしくて撮影できないだろう。死亡時刻を推定するのに、これだけ手間暇かかるので、ドラマでは実際にこれらの所見を見せる場面は省かれている。

ドラマを見る場合に、このような点に注意を払って見ていると、面白いかもしれないが、何かあら捜しをしているようで余り気にせずに見ている方が楽しいだろう。

裁判所への出廷で思ったこと

(1) 公判で中立に証言することのむつかしさ

山中でビニール袋に包まれた男性が発見された。死後数ヶ月経過して発見されたため、遺体は原形なく粘土状になっており、死因は不詳であった。ただ舌骨が骨折していたため、扼殺や絞殺などの頸部圧迫が考えられた。私は鑑定書には死因は不詳であるが、舌骨の骨折が認められるため、死因として考えられるのは扼殺や絞殺が考えられると記載した。直接外力が加わらない限り舌骨は日常の生活でまず折れない。公判での証言でも同じように述べたが、被疑者の弁護士は、私が先入観と偏見で頸部圧迫と判断していると主張した。それは舌骨の骨折イコール頸部圧迫という先入観である。そこで私は「鑑定書にはあくまで死因は不詳だと述べています。扼殺や絞殺は顔面のうっ血、眼瞼結膜の溢血点、頸部の圧迫痕、頸部皮下出血、筋肉の出血、舌骨や甲状軟骨の骨折などを認めた上で判断するものです。本屍は高度腐敗によりこれらの所見はわからないため、死因は不詳です。』『しかし死因として考えられるとすれば何ですか」と尋ねられれば「扼殺や絞殺です。それは舌骨は通常、日常生活で骨折する部位でなく、外力が作用した可能性が高いからです」と答えた。このような証言を裁判官がどのように受け止めて判断するかは心証による。判決文では、裁判官は私の証言を「合理的な根拠を示しながら証言するとともに、解剖結果として、死体が白骨化しているため死因を断定できない旨を述べており、弁護人が指摘するように死因が窒息死であるとの思い込みによって証言しているとは到底考えられず、中立的立場から証言していることは明らかで、その証言の信用性は高い。」ということで、

「頸部が強い圧迫を受けて窒息したものと推測される」というものであった。もちろん裁判官の判断には舌骨の骨折だけではなく、警察の捜査が大きな役割を占めてはいる。「鑑定書に死因は不詳である」とだけ記載し、扼殺や絞殺の可能性を記載せず、触れなくてもよかったかもしれない。私があえて舌骨だけの骨折で扼殺や絞殺の可能性に踏み込んだのは、長年の経験で骨折の部位や折れ方などであり、むしろ法医学者としてのプライドであったのかもしれない。

(2) 裁判所には仮面をつけて出廷できないかと思ったこと

自宅で独居の男性が死亡して発見された。その後、兄が死者の弟の自宅を訪ね、口論となり殴ったと自供したため逮捕された。司法解剖の結果、死因は下顎部を殴ったことによる硬膜下血腫（頭の中にある硬膜という膜の下に血液が溜まる）であった。自供によると確かに下顎を殴ったように思うが、弟の自宅を出る時には一定の時間が経過しているにも関わらず、何ら異変がなかったという。この事件に関して裁判所での証人尋問のため出廷し、証言をした。法廷では証言台に立つが、正面には裁判長を中心にして左右に1人ずつ裁判官（計3人）、さらにその横にそれぞれ3人の一般市民から選ばれた裁判員（計6人）、そして証言台の左には検事、右側には手錠のかかった被疑者本人と弁護士がいる。すなわち証言台にたった私の顔は被疑者にも見られているわけである。

①硬膜下血腫と下顎部の殴打との因果関係、②兄による殴打が硬膜下血腫を引き起こしたのか（殴打後でも弟は無症状であった）という2点が特に問題点であった。

①においては下顎への殴打による頭部の回転運動により脳と硬膜をつなぐ静脈（橋静脈）が切れて生じたと考えられるので、因果関係はあると述べた。②については硬膜下血腫は殴打され頭の中の血管が切れて出血し、血の固まり（血腫）が脳を圧迫して症状がでる。一定の血液が溜まるまで症状が出ず、症状が出るまでに時間がかかる（意識清明期）。したがって「兄が殴打した時点で弟が無症状であったとしても矛盾がない」と硬膜下血腫が兄の殴打と因果関係があっても矛盾はない証言をした。もちろん、兄以外の第3者が侵入して殴打しても生じるが、これは解剖ではわからない。第3者の侵入については警察の捜査による。後日、法医学教室に兄から「弟の死体検案書の再発行をして欲しい」と電話がかかってきた。秘書が「あいにく私が出張中のためいないので明日、再度電話してください」と対応した。私は実刑判決を受け刑務所に入っているものと思っていたので、「おかしいな」と思い、警察に問い合わせの電話をした。その返事は「兄

は執行猶予で出てきています」であった。「弟の死体検案書の再発行をして欲しい」という理由も「おかしいな」と思い、「ひょっとして、私がいるのを確認しにきたのではないか?」と不吉な予感が走った。教室員の一人に冗談まじりに「明日、兄が来たら私が羽竹です」と言って対応してくれるように言った。すると「先生、裁判所で兄が先生の顔を見ているんではないですか。私が羽竹ですと言ってもわかりますよ」と言われた。そう言われればそうだった。とりあえず、秘書には明日検案書をとりに来て、「兄がもし羽竹先生は?」と尋ねられたら「会議中でいない」と言うように頼んでおいた。当日、兄が来たが検案書を取りに来ただけで何事もなく帰り、取り越し苦労であった。今後、裁判所での証人尋問では「仮面をかぶって証言できないか」と思ったが、証言台で嘘、偽りを証言しないことを宣誓しないといけないのに、仮面をかぶって出廷すれば本人である確認ができないのと、法廷侮辱罪にでも問われるかもしれない。裁判長からは仮面を取るように言われるだろう。

第4章　死者が語りかける人生

1. 死者が教えてくれる人生論的メッセージ

日常、法医学の解剖業務において様々な死に出会っている。その中で死者の語りかけを感じることがある。死者の語りかけについては2つの意味があるように思う。五感を働かせ、死者が発するメッセージを死亡状況や死体所見から読み取り、解剖や必要な検査を行い、それにより死因や死後経過時間など医学的判断を行い、死亡時の状況を推測するという法医学本来の仕事である。もう一つは孤独な状況下や家族と別れを告げる間もなく予期しない突然死を迎える場合、あるいは災害死や殺人などにより、人生の終焉を迎えた死者が生者に対して送る人生論的メッセージである。死体の語りかけを感じ取るには多くの死体とのつきあいがなければならない。それは死者のその死の様態、生活背景や死亡状況から、死者はどのような思い、悩み、苦しみ、喜びなどを持っていたのかと自分なりに感じ得るものである。これは自ずと死者が生者に一様に語りかけるというよりも、生者一人一人の受け手の感受性の違いにより、同じ死者をみても感じ方が違う。何も感じない人から、心深く打たれてしばらく無言になる人までいる。時々、法医学に配属してきた学生や実習などで学生が死体検案に立ち会うことがあるが、後日に学生が「自分と同じ世代の人が亡くなったのを見てショックを受けました」

などという学生が多い。「どんなショックだったか」と尋ねてもうまく説明できず言葉に詰まるのである。本来、人は加齢にともなって病気で家や病院で亡くなるものである思っているものであり、交通事故や殺人や自殺などで亡くなるなどのことは新聞報道などで知っていても、いざ外因的要因で亡くなった人を目の前にすると現実を知らされるのであろう。人はいつ、どのような死に方で亡くなるかわからない。死というものを実感し、生は限定されたものだと改めて認識することにより、生に対して自分はどういう態度で望めばいいのか、特に若い人に深く考えてもらえれば幸いである。

以下に死者から感じ得る人生論的メッセージを紹介したい。

2. 突然死

突然死の定義は定まってはいないが、一般に予期せずに発症し24時間以内に死亡するものと解釈されている。家族や友人の目の前で突然に倒れたり、ほんの先程まで元気でいたのに死亡して発見されたりする例が多い。たとえば心筋梗塞などの虚血性心疾患、特発性心筋症、弁膜疾患などの心疾患、大動脈瘤の破裂、大動脈解離、脳内出血、くも膜下出血、肺動脈血栓塞栓症、肝硬変による食道静脈瘤破裂など内因的疾患が多い。またこれらの病気ははっきり死因がわかるので遺族に対する説明でも容易に納得してもらえる。しかし、原因不明の突然死の場合は若い人が多いため納得してもらうのが難しい。乳幼児突然死症候群や青壮年急死症候群がその典型例である。

乳幼児突然死症候群（SIDS）

SIDSは今やよく知られた乳幼児に起こる突然死である。その死はほとんど1年未満、特に生後半年以内に8割近く集中し、ほぼ100％といってもいい程睡眠中に亡くなる赤ちゃんのポックリ病である。SIDSは昭和44年（1969）のシアトルでの乳幼児の突然死に関する国際学会で名称がつけられたが、SIDSの概念が日本に広まって来たのは昭和60年（1985）前後である。私が法医学を学び始めた1980年頃にはまだ余り知られていなかった。その頃、このポックリ病は窒息死と考えられていた。発見時うつ伏せであった時や布団が鼻口にあたっていた時には鼻口圧迫による窒息、口からミルクを吐いた状態で発見されれば吐乳吸引による窒息、母親が添い寝をしていて死亡していた時には乳房圧迫による窒息とされていた。このために、母親の育児上の不注意が問われ、業務上過失致死という罪名の下に司法解剖になっていたのである。家族にとってかわいい赤ちゃんが突然死し、悲しみ深い上に二重の悲しみであった時代があった。ところが1985年頃から広くSIDSの概念が法医学の分野にも広がり始め、原因不明の突然死で病死と考えられ、母親の責任も問われなくなった。SIDSは解剖しても有意な所見もなく、一部の赤ちゃんにミルクが気管に存在する程度で〝negative autopsy〟といわれる。気管内のミルクの存在も遺体を動かしたりしたために死後に入った可能性がある。しかし、最近になって乳幼児の突然死すべてがSIDSのように考えられ、なにか免罪符的死因になっており窒息死である可能性の乳幼児を見逃しているのではないかとの反省もあり、SIDSの存在自体疑う人もいる。いずれにしても依然として、現在のところ原因不明の突然死の赤ちゃんはいるわけであり、幼いわが子をなくした母親の悲しみは相当なもので、解剖結果を説明することもできない。以前、欧米のようにうつ伏せ保育が流行した時期があったが、その時には母親がうつ伏せにしたために、子供を殺してしまったと半狂乱になった人もいた。また解剖後、教室で死体検案書を作成している時に、遠くの廊下から座り込んで立てなくなった母親の「すすり泣く声」と「おえつ」が未だに耳から消えない。母親がうつ病になったり、離婚の原因になったりするという。両親の心痛が消えるには相当な年数がかかり、SIDSで亡くなった家族の人々が精神的に支え合う会がある。現在のところ、まだ原因はわかっていないが、SIDSの原因は脳幹部の呼吸中枢の異常による覚醒反応の異常や自律神経系調節異常など多数の説が考えられている。うつ伏せ寝、2500g以下の低出生体重児や母親の喫煙が危険因子とされており、母乳の方がミルクで育てるよりリスクは少ないことが知られている。また衣服の着せ過ぎなどによる体温の上昇でうつ熱をきたし、そのため深い眠りになり、うつ伏せであった場合、窒息死するのではないかとも考えられている。いずれにしろ、赤ちゃんの死は生者に何を訴えかけてきているのであろうかと思う時がある。どんなに短い生命であったとしても、生まれた瞬間に喜びと希望を親に与えたのは確かであろう。その刹那は尊いものである。しかし、数ヶ月後に亡くなれば、その反動は大きい。両親にとって2つの疑問が残るという。1つは「なぜ死んだのか」、もう1つは「なぜ私の子なのか」である。「なぜ死んだのか」という疑問には解剖医にとっては現在の医学では解明できていないため、死因について十分に納得いく説明ができない。ましてや「なぜ私の子なのか」に対しても説明ができない。両親にとれば、自分の赤ちゃんが罰をうけなければならないような悪いことをしていないのに、「なぜ自分の子が神様に選ばれたのか。死ぬために生まれてきたのか」と思い悩む格闘の日々が続くという。「あの子のいないそれからの人生」を歩むための、最初の一歩をなかなか踏み出すことができないという。解剖という赤ちゃんにとって痛い思いをさせて、何もわからなかったという場合は、解剖医にとってつらいものである。両親に深い悲しみを残すだけなのだろうか。そうだとしても、命が咲いたという重みは、親の心にいつまでも残っている。そして、2つの「なぜ」という疑問にいつかは答えることができるように医学の進歩を望むばかりである。

青壮年急死症候群

この呼び方は乳幼児突然死症候群ほど一般的には使用されていないが、SIDSと同様に10代後半～30代の若い人々をおそう原因不明の突然死である。ほとんどはやはり睡眠中である。米国では〝sudden unexpected (or unexplained) nocturnal death syndrome (SUNDS)〟とよばれ、「夜間発症型突然死症候群」と訳されている。その死の様態の多くは昨晩元気で自分の部屋に入って行ったが、朝起きてこないので家族の人が起こしに行くと死亡していた、あるいは深夜2時位まで電話で話しをしたが、その時は元気であったという友人の談などである。たまたま近くに寝ている人がいると、「ウーッ」といううなり声を聞く人もある。おそらくこの時に何かが起こり死に至ると想像される。解剖してもなにも所見がない。おそらくは突然に致死的不整脈が生じて死亡するのではないかと考えられるが、いずれにしろ、生前の健康診断や会社の検診でも特に指摘されたこともない健康な人が大半である。この突然死も若い人だけに、両親だけでなく友人もその死を認められない、いや受入れられないのかもしれない。納棺するときにウェデングドレスや袴を着せていた家族の方がおられたのを見たことがある。はかりしれない親の子に対する愛情を汲み取ることができる。20歳前後まで成長しての突然の死はご両親にとって受け入れがたい死である。死を受け入れるのに長い年月がかかる。それはご両親から「どのような病気であったのか」、「どうしてそんなに早く逝くのですか」と何回も電話や手紙をいただくことで想像できる。このような原因不明の突然死に対し、私は家族の人に「おそらく、何かの原因で突然に不整脈が発生して亡くなったと思われますが、解剖ではそれを証明できず、現在の医学では解明できない疾患です」としか言えない。明確に答えられない歯がゆさと何か自分の無能さを感じざるを得ないのである。突然死は病死であると語ってくれても、それ以上には何も語らない。

自分はまだ若いから大丈夫であると思うのは空想である。自分の生に対して空想しているのである。明日の存在は空想にすぎない。実は死は目前に迫っているのかもしれない。つまり現実的なのは現に生きている今日という1日である。1日を精一杯生き、「苦労したならばそれで良し」としなければならない。死というものを目の前において生きること、つまり、人間には限りがあるということを知ることは生きることの大切さを教えてくれる。生から死を考えるのが普通かもしれないが、若い人の死は死から生をみつめさせてくれるとともに、特に生のはかなさを教えてくれる。

3. 自殺について

自殺とは自らの手で自己の命を断つことである。今まで多くの自殺者の死体検案を行ってきた。自殺の動機は様々である。厭世、精神疾患、借金苦、家庭不和、失恋、失業などがある。私はこれらの自殺者の検案に立会う時に何とも言えない空しさを覚えるときがある。残念だと思うことや馬鹿なことをしたものだと思うこともある。しかし心の底から彼らを非難する気持ちにはなれない。マスコミが自殺者の心理をあれこれと推測しているのを見ると、何か死者をなぶり者にしているようで、「自殺する勇気があるのなら、どうしてもっと生きなかったのでしょうか」という言葉を聞くたびに何か怒りを覚える。自殺する人がその直前までどんな気持ちであったか、誰にもわかるはずはない。死んだ本人でもわからないのではないか。自分の一番深い心を生者も死者も表現できないものである。絶望の極みであるそんな深い心を他人が簡単な言葉で非難することができるのだろうか。

家族の悲しみ

ある心に残る例がある。監察医制度地域での事例である。若い男性が出張先のホテルのある一室で縊頚（首吊り）して死亡していた。まだ結婚して間がなく生まれたばかりの赤ちゃんがいる人であった。遺体で発見される前日に奥さんと電話で楽しく会話していたという。遺書があり、厭世のような内容であった。事件性もないので解剖せずに死体検案書を発行するつもりであったが、奥さんが「夫は殺されたのでどうしても解剖して欲しい」というのである。解剖後、「縊頚による頚部圧迫の所見はありますが、その他には明らかな外傷もなく他人に何かをされたという所見も見当たらず、自殺としか考えられません」と説明したが、なお納得せず私に「他殺だ」と詰め寄り、「どうして先生はそんなに簡単に自殺だというんですか。昨日はあんなに楽しく電話で会話したのですよ」と涙を流しながら訴えるのである。いくら遺書があっても、子供も生まれ幸福だと感じていた新妻にとってその死が信じられないのである。私は「解剖の結果だけでなく警察の調べでも自殺しか考えられないと思います」と同じような問答を30分も続けたのであった。そのとき、そばにいて悲しみをこらえていた死者の母親がその若妻にむかって、「A子さんもういい。息子は自殺したのだから。先生には責任はないのよ」といって2人肩を抱き合いながら座り込んでしまったのである。このように私は自殺者の家族が悲しんでいる姿を見るにつけ思うことがある。自殺は精神状態が悪くなり、厭世的なあるいはうつ状態になっていたのだろうと思うが、たとえそうであってもそういう精神状態の引き金になったのは原因があるのであり、そういうストレスに対処しきれなかった死者の苦しみを理解してあげたい。しかし自殺は思い詰めたあげくの止むを得ない行為には違いないけれども、自分という人間がこれっきりの人間だと決めつけてしまうのもまた独断ではないだろうか。いや、ごう慢なことかもしれない。己の生命は自分自身の命ではあるけれども、しかし、その命が生かされているのは決して自分一人だけの力ではない。多くの人の助力により生かされていると思うからである。自殺しようと思っても、家族や友人の事を考えて思いとどまる人が多いのではないだろうか。むしろ、生きることの方が自殺するよりも苦しいのかもしれない。「今日あなたが元気でいるということは、もしかしたら、どこかで誰かのために、祈っていてくれるからかもしれない。その意味で、生かされているのであって、自分だけで生きているなんて思ったら大間違いである」というある作家の言葉を思い出す。

人生とは不可解

自殺には多くの動機がある。しかし、「人生とは何か」と自問し思索をつくした後に自殺し、ひきあいに出される自殺がある。亀井勝一郎の著書の一文を引用すると、明治36年（１９０３）5月、当時一高きっての俊才と言われた若き哲学徒の藤村操という青年が遺書を残して華厳の滝から飛び込んだ話がある。彼は「悠々たる哉天壌、遼々たる哉古今。五尺の小躯を以って此の大をはからんとす。ホレーショの哲学つひに何等のオーソリテーに価するものぞ。万有の真相は唯一言にて悉す。曰く『不可解』。我この恨を懐いて煩悶終に死を決す。既に巌頭に立つに及んで、胸中何等の不安ある無し。始めて知る、大なる悲観は大なる楽観と一致するを」という遺書を残して自殺した。「人生とは何か」と思索をつくし、その回答が得られず「不可解」という言葉を残して自殺した。確かに人生は「不可解」であると思うけれども、正しいことを思い詰めると死ぬ以外にないのかもしれない。確かに人生は不可解だと思うが、不可解だから死ぬのではなく、不可解だからこそ生きるのではないだろうか。もし自分の人生が占いによってすべて予言されてしまったなら、全く味気なく、生きている意味がなく死なざるを得ないであろう。多くの人は自分の人生がこの先どうなるのかわからない。「あすは良いことがあるかもしれないし、そうでないかもしれない。」と思って生きている。そういう明日にたいする賭博性が生きる力になっているのではないだろうか。

【付記】

日光華厳の滝の上に『巌頭之感』を残して投身自殺した一高生、藤村操の死は失恋が原因で、相手は故美濃部亮吉元東京都知事の母であったという記事が昭和61年（1986）5月13日付けの神戸新聞にのっている。

「確かに自分は自分だけでなく、多くの人々に生かされている」だろう。しかし、たとえ多くの人に感謝しながら、生かされて生きてきたとしても、全く生きる意味を失ったと思った時にはどうだろうか。自殺は傲慢であろうか。

私は手に数珠を持ち仏壇の前に敷かれた布団の中で自殺していた独居の高齢者に出会ったことがある。1人は線香を多量に飲み込み、もう1人は頚部を刃物で切り失血死していた。この時に私は自殺は人間のみに与えられた美しい能力ではないかとさえ思ったのである。もし私がこの2人の高齢者に向かって「人生は不可解だからこの先どんな楽しいことがあるかもしれません。だからもっと生きてみてはどうでしょうか」と言っても「今まで本当に長い間生きてきたが、人生不可解であることが身に染みてわかった。周囲の人に助けられてここまで生きてきた。身よりもない私がまわりの人に迷惑をかけ生き恥をさらすよりは早く神の下に行ったほうがよいのです」と言われてみると私は反論する言葉がないのである。人生とはどうしてもどんな格好でもいいから無理をしてまで生きる必要があるのであろうか。適当な時に死ぬことも認められていいのではないか。人間が自分の限界を知り、この世に生きる希望なしと悟った時に自殺は許されるのではないだろうか。むしろ美徳かもしれない。

生きることは妥協かもしれないのである。この意味において平成11年（1999）7月21日付けの遺書を残して自殺した著名な文芸評論家の江藤淳の遺書はまた感慨深いものがある。「心身の不自由は進み、病苦は耐え難し。去る六月十日、脳硬塞の発作に遭いし以来の江藤淳は形骸に過ぎず。自ら処決して形骸を断ずる所以なり。乞う、諸君よ、これを諒とせられよ」。江藤氏は愛妻を亡くし、病に倒れ心身疲れていた状況での自殺だと思う。残念だとは思っても、非難する気持ちには毛頭なれず、諒とせざるを得ない。それ以上の言葉は見出せない。「死は人生の終末ではない。生涯の完成である。ゆえに死を恐れるほど愚かなことはない」というドイツの神学者であるマルティン・ルターの言葉を思い出すが、江藤淳にとって、自殺した日は生涯の完成日であって、もし生きながらえたとしても、それ以降の日々は単なる形骸化した人形と思えたのであろう。

ある自殺の予感

50歳代、独居の女性が1月初め、自宅で死亡して発見された。前年の年末に勤務先の忘年会に出席したのが最後であった。2日後に友人が携帯電話のLINEをしても未読のままであり、正月になっても連絡が取れず、心配になって自宅を訪れたところ死亡していた。1週間ほど前から体調が悪かったという。彼女は心臓弁膜症で10年前にペースメーカーの手術をしていたため、何かあった時のためにと友人に合鍵を渡していた。警察はおそらく体調が悪いのも弁膜症の症状が悪くなってきたものと考え、心臓疾患で亡くなった可能性が高いと判断していた。外傷もなく、一見して病死の疑いが濃厚であった。しかし、私は「別の可能性もあるだろう」と思った。というのは年末の忘年会以後連絡が取れていないのは、忘年会は「自分の人生の終わりの会」ではなかったのか。職場の同僚や上司、あるいはこの世との「お別れ会」にしたのではないか。おそらく若い時から、弁膜症で長く患ってきただろう。もう病気に疲れたのかもしれない。さらに天涯孤独で遺体を引き取る遺族もなく、役所に引き渡されることを警察官から聞いたとき、そのように想像した。孤独で淋しかったのかもしれない。自分の背負ってきた苦しみにおける孤独感に苛まれていたように感じた。薬物を多量に服用しているかもしれないと思った。このように感じたのは今まで多くの自殺者から学んだ行動や心理的背景によるものである。解剖時、腹部を切開すると青い色が目に飛び込んできた。小腸が青くなっていたのである。胃と腸内容を見ると多量の青い色をした薬物らしい泥状物があった。心臓弁膜症の薬は自宅から発見されていたものの、それ以外の薬物は発見されていなかった。再び自宅を捜索するとゴミ箱から空になった大量のサイレースという睡眠導入薬が発見された。この薬物を服用したに違いなかった。後日に行われた青い色をした泥状物の分析結果も同様のベンゾジアゼピン系の睡眠導入剤であり、弁膜症の薬とは無関係であった。職場の同僚からは自殺するような気配はなかったという。自殺者は周囲の人に気づかれないように、普段とかわりなく元気に振る舞い、全く予想外であることも多い。「自殺するなんて信じられない」、「あの人が自殺するわけがない」という人も多いが、他人の悩みや思いはわからない。悩みを打ち明けることができる友人がいても、それで自殺が防ぐことができるかどうかはわからない。おそらく彼女にとって「死」へと追いやる「何か」があったに違いない。「死ぬということは、生きているよりは嫌なことです。けれども、喜んで死ぬことができれば、くだらなく生きているよりは幸福なことです」という谷崎潤一郎の言葉があるが、彼女にとって「くだらなく生きている」というよりも、「何の目的も希望もなくただ単に年を重ねていく」よりは「死」を選んだ方が幸せだったのかもしれない。

自殺と公序良俗

自分の生きる意義がもはや感じられなくなったとき、自殺は一つの美徳かもしれない。周囲に悲しむ人もいない。周りに迷惑をかけずに自らこの世を去る。ましてや行政の世話になっている場合には、自分が死ぬことにより、自分の座席を他人に譲ろうという美徳とも考えられる。しかし自殺企図《きと》者が病院へ搬送されてきた時、医師は企図者の「死にたい」という自己決定権を無視して救助する。自殺者にしてみれば「余計なことをするな」となり、命の救助をすることはできたが、重い後遺症が残ってしまった場合には「私は自分で死のうと思って自殺を図っただけで誰にも迷惑はかけないつもりであり、死んで楽になろうと思っていたのに、余計なお節介で結果的に前より一層苦しい状況になってしまった」となる。このような場合に不法行為に基づく損害賠償請求をされる場合がありうるかもしれない。しかし罪に問われない。なぜか。「自殺は公序良俗に違反する行為なので、自己決定権を顧慮する必要はないからである」と習った。しかし自殺は本人の自由であって、公序良俗に違反するという明確な理由は習わなかった。公序良俗とは公共の秩序を守るための常識的な概念で、自殺は公共の秩序を乱すことになる。家族を含めた周囲の者に迷惑をかけ、悲しみを与える。一方で、自分で自分の罪を確定し、自分で断罪する。しかし、自分の罪が裁判で確定したわけでもない。そして自殺は自分を産み育ててくれた両親を初め、多くの人々に対する傲慢な仕打ちと言わなければならない。そういう意味で自殺は罪悪で公序良俗に反するのかもしれない。あるいは自殺者の多くはうつ状態で客観的な判断ができなくなり、冷静に自殺を決意したわけではない。助けることによって脳に枯渇していたエネルギーが充電し、やり直しができる可能性に気づくからかもしれない。

生きている意味

ある日の午前6時過ぎ頃、路上に停車中の乗用車の中で女性が倒れているのを通勤中の男性会社員が発見した。女性は運転席から助手席に倒れ込むように座り、すでに死亡していた。運転席の窓にはビニールテープで目張りがされていた。車の後部座席には練炭とコンロが2つあり、それを燃やして自殺を図り、一酸化炭素中毒で死んだと判断された。女性は最近、公式ブログで、なかなか寝付けず、精神的に不安な様子を告白し、「母の日に私は悪魔になってしまいました。産んでくれた母に生きている意味を聞いてしまいました。母の涙が、私の涙が止まりませんでした」。「仕事の合間」と題して「一番苦痛でありあます。昔は楽しかったのに…今はせつないです」とつづっていた。

「自分の人生はどうあるべきか?」と自問することはあっても、「生きる意味」を考えることはあまりないだろう。「意味がみつからないから良き人生を送れないのではなく、良き人生を送れないからこそ意味にすがるのだ(ニーチェ)」というように、順風の時に、生きる意味など考えないだろう。彼女には逆風が吹き始め、どんなストレスかはわからないが、その逆風が死へと追いやっていった。自殺者の中には自殺の動機がわからず厭世と判断される場合もある。今までに「生きている意味がわからなくなった」という遺書は見たことはないが、厭世と考えられる自殺にはこの例のように「生きている意味がない」といった理由があるのかもしれない。「思い煩うことはない。人生は無意味なのだ」といった小説家や「死んでから人生を考えてみれば、どうでもよかったのである。」といった曹洞宗の僧の言葉があるが、人生の意味についての回答を得ることは難問である。「人間の生活には目的はない。生きていること、そのことがすなわち目的である。」といったある作家の言葉が的を得ているように思えるが、「なぜ生きるのかをわきまえている者は、ほとんどあらゆることに耐えられる（ニーチェ）」という言葉において、私にとってわきまえることは難しい。

愛の無常について

愛とはなにか？　家族愛、友愛、隣人愛、恋愛など様々な愛の形はあるだろう。私には愛を単純に一言では答えられないが、「究極の愛」ともいうべき死体の検案をすることがある。それは子供を思う親の心である。火災現場で母親が子供を抱きしめ、かばうような形で発見される場合がある。あるいは子供が海や川で溺れ親が助けにいって逆に溺死するといった例もある。このような命をかけて死をもって子を庇《かば》おうとする愛を「究極の愛」と考えたい。それは献身であり犠牲である。死という結果を問わぬところに「美」を感じるのである。

考えさせられる事例を紹介しよう。

▼二人は同棲していたのであるが、ある時女性が2階のアパートで一酸化炭素中毒で自殺した。まだ都市ガスに一酸化炭素が含まれていた時代の話である。私はその現場に立ち会い、そこに居た相手の男性に対して彼女の自殺の動機を尋ねたのである。彼は「それはわかりません。今朝もこの窓から笑顔で〝行ってらっしゃい〟と見送ってくれました。思い当たる節はありません。」と目頭を押さえながら答えたのである。私は「たぶん、言うに言えない理由があるのであろう。二人の間に何かすきま風が入ったのであろう」と思った。死体検案書には死因欄に「都市ガス吸引による一酸化炭素中毒」とし、死亡推定時刻は午後2時頃として書類を作成した。次の日、彼はその午後2時頃に同じく一酸化炭素中毒で自殺していたのであった。私は彼の死に対して心打たれるものがあった。この2人の関係に対して私は全く何も知らないのであるが、2人の自殺はいわゆる死をもって愛の完成の証明になったのではないかと思ったのである。2人はある時には愛をささやきあったに違いない。永遠の愛を誓っ

たはずである。愛をささやいた時に「いつまで」愛しますという恋人はいないはずである。愛は永続性であり、愛をささやいた瞬間は皆永遠なのである。「彼は十年前に愛した婦人をもはや愛さない。その筈である。彼女は以前と同じでなく彼も同じでない。彼も若かったし彼女も若かった。今や彼女は別人である。彼は彼女が往時の様であったなら、今なお愛したかもしれない」。これはパスカル著『瞑想録』に出てくる言葉であるが、愛にとって最大の敵は時間であり、愛は無常であることを示している。10年前には「永遠の愛」を誓ったが、その愛は永遠ではなかったのである。しかし、愛をささやいた瞬間を永遠なものにしようと思えば死以外にないのかもしれない。男性は愛の絶対的永遠性を死によって証明したのである。死ぬ程思い詰めた彼の純粋さに私は心打たれた。確かに2人の自殺に関して、私は勝手な想像をしているのかもしれない。しかし、2人の死は2人だけにとどまらず、私にとって「愛とは、生とは、死とは何か」と人間の心の根本にかかわる問題を訴えかけてくる普遍的な死であった。私はこれら多くの死者との出会いによって「人生とは何か」という果てしのない問題に対する回答を実感として教えてもらっている。

▼2人はつき合って2年の恋人同士であった。男性は仕事の関係で1年海外へ出張を命じられ出張中はメールなどのやりとりで連絡を取り合っており、帰国後は結婚をする約束にしていた。帰国

後、しばらくつき合っている間に、彼女は彼の気持ちが変わっているのに気付いた。男性から「今は結婚よりも仕事が優先で、結婚は先にしよう」と切り出された。それ以来、彼女は将来の不安を感じ、悩む日々が続いたのである。出張前の彼とは違う彼をみた。いくら結婚の話をしてもはぐらかされてしまう。それ以降、彼女は抑うつ状態になり、首を吊っているのを発見された。彼は出張している間に変わってしまったのである。こういったことはよくある話であるが、どちらからともなく付き合っている間に愛が冷めてくる。1年間、顔も見ずに、そして言葉も交わさずにいたことが、愛情に距離を開けてしまったのかもしれない。1年間の日々の刻々と変わる愛情の変化の蓄積が、彼女にとって彼の突然の心変わりとなって映ってしまったのであろう。「どれほど愛しあっていても、相手を100％信じてはだめである。98％にしておきなさい。残りの2％は相手を許すために取っておくのです」という文章を読んだことがあるが、その2％が愛が無常であるということだろうか。

最近の連続する俳優の自殺について思うこと

最近3人の俳優（1人は男優、2人は女優）と1人の女子プロレスラーが自殺した。報道によれば、いずれの俳優もクローゼットの中で首を吊って死亡し、プロレスラーは硫化水素中毒であるという。

俳優はまだ若く現役で、仕事は順調で将来性があり、周囲からは特に悩みを抱えているような様子もなく、信じられない出来事であった。1人の男優が自殺して2人の女優が続いたが、自殺への誘因になったのは確かだろう。自殺の連鎖とよく言われる。以前、18歳のアイドルの女性歌手が飛びおり自殺をしたが、後追い自殺した高校生などもいた。

精神科医の樺沢紫苑によれば自殺する場合には

①1つの原因だけではなく、2～3つの複数の原因が重なった時に起こり、自殺の原因は自分でも説明できない。

②孤独で相談する人がいない。2／3の人は誰にも相談しておらず、「誰も自分のことをわかってくれない」と思っている。

③追い詰められると視野が狭くなり、希望が0に思い、絶望する。

④自殺者の1／3の人からアルコールが検出される。

⑤突発的に自殺衝動にかられる。今すぐ自殺したいという気持ち（5～10分続く）になり、いてもたってもいられない。

これを脱出すると、死にたい気持ちは減少するという。これらのことを考えると、俳優の死は本当のところは自分でも自殺の理由が説明できず、追い詰められ衝動的に自殺へと突き進んだのではないか。もちろん、覚悟の上で自殺する人もいる。たとえば山中で人が滅多に入り込まないような場所で死亡し、数ヶ月や何年も経過して発見される人もいる。必ずしも衝動的ではない。このような人は自分の死に場所を求めてさまよっているのだろうかと思うことがある。

直前まで家族や友人と楽しく語り合っていた直後に自殺した事例をいくつか経験したことがあるが、自殺する直前に1人でいたか、友人や家族といたかは自殺するにあたり、決定的な大きな問題ではないように思う。特に俳優などの有名人は自殺の原因をマスコミにとやかく詮索され、個人情報まで身ぐるみ剥がされてしまう。しかし本当のところは本人でもわからないのだから詮索は意味がなく、好ましいものではない。50年、60年連れ添った夫婦でもお互いにわかり合えているかと言えば、わかった気でいるだけで全くわからないのではないだろうか。

女子プロレスラーの場合は、報道によれば硫化水素中毒であったという。硫化水素中毒は10年以上前に一時期、自殺の手段として流行した。自殺サイトだったと思うが、硫化水素の発生の仕方が紹介されていて、それを真似たのである。高濃度であれば瞬時に死亡する。玄関のドアには硫化水素発生中と書かれた張り紙があったという。知らない人が玄関を開けて入れば死亡するからである。硫化水素は火山ガスで卵の腐った臭いのする有毒ガスといえばわかるだろう。一般的に人が死亡した場合、時間が経過すると遺体が腐敗する。そして腐敗臭と腹部に緑色の変色が現れてくる。これは死後体内で発生する硫化水素による。硫化水素と赤血球の中にある酸素を運ぶヘモグロビンが結合（硫化ヘモグロビン）するため、皮膚は緑色になる。しかし硫化水素を発生させて、硫化水素中毒で亡くなれば、空気中の硫化水素を吸入し、肺から血液と接触するだけでなく、死後も体の皮膚を通して毛細血管の血液と接触するため、体は緑色になる。また硫化水素中毒は早く腐敗しやすい傾向にある。瞬時に死亡できると思って硫化水素を発生させても、美しい死に方にはならない。このような有毒ガスを発生させて自殺する例は、最近は非常に稀である。どうして本人がこのような手段を選んだのかもわからない。多くの人は大なり小なり死にたいと思ったことがあるかもしれない。しかし、まず「苦しいだろう」『痛いだろう』『自分の死んだ姿を想像したらやりきれない』『家族や友人などを思うと……」などと思って実行はできないものである。いずれにしろ、どんな亡くなり方をしても決して美しい亡くなり方はない。

平成30年（2018）の大阪府監察医事務所による死因調査統計年報によると自殺の手段としては縊頸（首つり）が自殺全体の52・1%、高所からの飛び降りが30・2%と圧倒的に多く、続いて催眠剤・向精神薬などの薬物中毒や練炭などによる一酸化炭素中毒（5・4％）、入水（5・3％）、列車への飛び込みなどの交通機関によるもの（2・9％）、刃物による刺創や切創などの鋭器損傷（2・3％）などがある。

自殺の動機や誘因は多々あるが、突然予期せずに亡くなる人もいる。厭世だろうかと想像もする。遺書を書いている人は意外に少ない。遺書といってもメモ書きの人やメールを送っている人もいる。どんな長文の遺書があっても、心の思いはすべて綴られているようには思えない。かえって言い表せないから長文になるのかもしれない。また誰宛てに書いているかわからない人もいる。「色々ご迷惑をおかけします」という内容で発見者や警察宛てと思われる人、家族の連絡先だけがメモされていたり、憎しみ事や恨み事、それに反して感謝の言葉が述べられている人など様々である。いずれにしろ、便せんに何枚も書いている人は非常に少ない。メモ書き程度の遺書ではあるが、私が心に残っている2つの遺書は1つはうつ病を患っていた40歳代の母親が、子供に「生まれてきてくれてありがとう」、そしてもう1つは小さい時からいじめにあってひきこもりになり、親に対して「生んでくれなかったらよかった」というたった一行の文である。いずれも、残された家族にとっての受け止め方に違いはあるだろうが、死者はこの世にいなく、どうしてこうなったか語り合える日は戻ってこない。

4．心中

本来は相思相愛の仲にある男女が双方の一致した意思により、一緒に自殺することであるが、合意のない無理心中や一家心中などがある。

無理心中

相手が同意しないのに、その相手を殺し、自分も死ぬことであるが、メディアでも時々報道される。特に親子の無理心中や恋愛関係のもつれ、老々介護の結果の心中が多い。親子の場合、小児や乳幼児であれば心痛むばかりである。特に母親による場合、育児ノイローゼ、母子家庭や経済的貧困などを背景に何らかの問題を抱えていることが多い。多くは鼻口や頸部を圧迫して死亡させる。その背景にある問題について何とか解決できなかったのかと思うが、殺害行為をしている間、親はどんな気持ちであったのだろうか。妊娠中にすでに「いらなかった子」であったのか、「待望の赤ちゃんであったけれども、出産し育てていく間に環境が変化し育てていく気力がなくなり、育児ノイローゼになったのか」、様々なことが考えられる。「将来を奪うことを謝りながら……」『子供が生まれてきたために、自分が不幸せになったと憎しみを込めながら……」殺害行為におよぶのか。その短時間の行為中にどのような気持ちでいるのか。子供を残していくのはかわいそうだという理由は成り立たない。どのような理由であろうと、結果的には何の罪もない赤ちゃんが死亡するわけで、悲惨な気持ちしか残らない。この子の生まれてきた意味は何なのか。いくら考えても、その理由はわからない。私には殺されても、解剖時に見る屈託のない笑顔のようにみえる赤ちゃんの顔がかえって悲しい。と同時に縊死や刃物で頸部や手首を切って自殺した母親を見て、「こうすることしかできなかったのか」と問いかけるしかないのである。

老々介護もまた辛いものである。老々介護だけではない。子供が親の介護あるいは親が子供の介護をする場合もある。介護は自分を犠牲にして介護者の世話をしているという気持ちが高まってきた時は、危険な状況になってきている。介護する方も大変だが、介護される方も迷惑をかけて、大変心苦しく思っているだろう。このような場合は単に無理心中というより、同情する余地はある。心身ともに疲れ果てて死を選ぶことに突き当たるのではないか。また「自分が死ねば、誰が介護をするのか」と思い悩み、殺人に及んでしまう。いわば勝手な思い込みをしていると思われるが、何よりもこのような場合には行政が関与していないことも多い。行政のサービスが受けられるにもかかわらず、そのようなサービスの存在を知らないのかもしれない。1つの例を紹介しよう。

70歳代の母親と40歳代の長男の2人暮らしであった。母親は布団の中で死亡しており、長男が首をつって死亡しているのが発見された。母親を殺害後、自殺したのである。母親はほぼ寝たきりで、長男は介護のため仕事も制限され収入も低く、借金生活をしている状況であった。母親の解剖を始めた時には外表からは頸部圧迫の所見である顔面のうっ血、眼瞼結膜の溢血点は少数であるものの認められ、一見して扼頸（手で頸部を絞める）による窒息死と推測された。ただ頸部の皮膚所見を見ても明瞭な圧迫痕はない。通常は紐の痕や手による圧迫痕が表皮剥脱や皮下出血などとして皮膚表面に認められる。なぜなら被害者が抵抗するため、圧迫部の皮膚や皮下組織が擦れたりするので皮膚や筋肉の血管が切れ、出血するからである。頸部の筋肉にも出血はなかったが、頸部の骨である舌骨や甲状軟骨は骨折し、骨折部からは出血しており、明らかに頸部が圧迫されていた。この状況から母親は全く無抵抗で、長男の成すがままに頸部を圧迫されていた様子がうかがえた。なるほど母親は寝たきりではあり、抵抗できないほど衰弱していたかもしれない。しかし想像逞しくすると、母親は借金までして自分を犠牲にし、介護をしている息子に対して、「もうこれ以上迷惑をかけたくない」、あるいは「息子の人生を自分のせいでだめにしてしまった」と思ったかもしれない。「あの世に早く行こう、もうこれで楽になれる」と思って首を絞められるままにじっと我慢していたのではないだろうか。逆に息子は、母親の首を圧迫しながら、「こんな息子でごめん。一緒にあの世でやりなおそう」と思ったかもしれない。誰の援助も受けていない母親との2人暮らしで、究極の劣悪な環境にいただろう状況は他人ごとのようには思えない。解剖台に2人が横たわった時にそう思った。

同意心中

同意心中は相愛の男女がお互いに合意の上で一緒に死ぬことである。一見それは美しい恋愛物語にみえる。

(1) 鋭器での心中

20歳代の男女が、女性の自宅で死亡しているのが発見された。全く同じ刃物でお互いに向き合って、左胸の全く同じ位置(解剖学的にいえば、第4肋間胸骨左縁)を刺しあったままで倒れているのを発見された。見事なまでの2人が向き合った状態は、対称性をなして鏡に映った自分を見ているような姿勢での死亡状況であった。解剖でも2人の刃物の刺入方向は同じで、心臓を貫通し、同程度の深さまで刺入されているのを観察すると、これほどまで完全に一致した刺入所見は見事というほどだった。このような一致性は2人の愛をより美しく見せる死亡状況であったのは間違いない。しかし、男性はすでに結婚しており、いわば不倫である。結ばれない自分たちの愛を証明しようと思ったのか、あの世で結ばれようと思ったのだろうか。このような背景にはやはり違和感がある。真の愛は自分たちだけでなく、周囲にも喜びや幸せをもたらすものであり、いつまでも心の中を温かくしてくれるはずである。特に男性の妻はどんなに辛い思いをしているか、また双方の両親にも深い悲しみを与えているのは容易に想像がつく。私は2人がもっと冷静になったらよかったと思うが、盲目的な恋に走らせた死の神によって、死へと導かれてしまったのかもしれない。

(2) ダム湖での心中

ある夏の日にダム湖に手を帯紐で結んだ状態で、若い2人の男女が発見された。約3ヶ月経過していた。おそらく2人ともにダム湖に沈んでおり、夏に腐敗して浮き上がってきたものと思われた。死因は溺死であった。両方の親から捜索願いがでており、結婚を反対されていたという。この世では添い遂げられない2人が、手に手をとって死の道を選んだのだろう。確かに「遂げられない愛ゆえに愛の永遠性」を証明したともとれる。しかし、同意心中であっても「一緒に死のう」とどちらかから先に提案したに違いない。一方から「死ぬこと」を言い出すことは、それは相手に「生きること」に対する束縛であり、否定である。そこにはやや傲慢性を感じるのである。真の愛は相手に生きることを願うのであり、相手を束縛するものではなく、「死」から開放すべきものであろう。

以前、医師と看護師が麻酔薬を点滴瓶に入れ、心中をはかった事件を経験した。医師は死亡したが、看護師は助かった。それは医師の点滴瓶には致死量の麻酔薬が入っていたが、看護師の点滴瓶にはそれほどの濃度は入っておらず、深い睡眠状態であった。回復した看護師の話では、点滴瓶に麻酔薬を入れたのは医師であった。おそらく医師は死ぬことに同意した看護師を死に巻き込むのは忍びないと思い直したのかもしれない。生きていて欲しかったのか、死に巻き込むのが辛かったのか。しかし生き残った彼女にとっては、これから一生背負っていかなければならない試練が待っているだろう。

インターネット心中

インターネットの自殺系サイトなどを通じて、見ず知らずの人と出会い、一緒に自殺する。ネット心中の典型的なものは、自殺系サイトの掲示板に、心中相手を募集することから始まる。相手は誰でもよい。おそらく各人の動機もまちまちで、ただインターネットの呼びかけに応じて死をともにする。初めて会った人間同士で、死について議論し、前向きな議論をする同好会的なものであればわかるが、自殺ありきである。一人で死ぬのは淋しいからなのか、死にたい人達との集団でいれば、自分の死が合理化できるのか、死ぬほどの苦しみを理解してくれるのか、自殺を正当化できるためなのかはわからない。いずれにしても、はじめて一同に会してほとんどお互いを知らないまま死を共にする。ネット自殺をする人は人間関係を作るのが苦手ではないかと思う。普通は家族、友人や知人など悩みを打ち明け、相談するなどして、解決する。しかし、このような周囲との関連性に乏しく育ってきた人は、相談を打ち明ける深い心のつながりの持ち方がわからず、心のつながりが欲しい、親しくなりたいと感じる一方で、人と深く付き合うのは避けたい。この矛盾を解決してくれるのがネットで、自分のプライバシーを明かさず、いきなり自殺のテーマで話せる。「私は自殺したいのです」と。自殺という一つの話題で盛り上がる。ネットという空間で一体感、一致感を得て、死への思いを真剣に話し合い、心中相手を探す。自殺系サイトにはさまざまなタイプがある。相談を主体とするものや、独白を中心にするものがある。そこには色々な人がアクセスしている。集団自殺の方法としては練炭による一酸化炭素中毒が多く、向精神薬や睡眠薬などの過量摂取だったこともあった。

山中で30~40歳代の3人の女性が乗用車の中で遺体で発見された。車内では練炭が燃え尽きており、3人とも一酸化炭素中毒であった。3人は住んでいる都道府県が異なり、自殺系サイトで知り合ったまったく接点のない女性達であった。2人には夫と子供がいた。3人はそれぞれ発見される3日前に「友人に会う」と言って家を出ており、おそらくどこかで落ち合い、現場まできたものと推測された。3人それぞれ生活環境も異なり、自殺の動機の共通点も見つからない。まして夫や小さい子供がいるのにどうして死に向かったのかはわからない。「死ぬ」という目的だけが一致している。彼女達には死に到達するこの日まで、誰にも悩みを打ち明けずにきたのだろうか。練炭を燃やす直前まで後悔はなかったのか。この世に未練はなかったのか。残された家族のことを考える余裕すらない闇に入ってしまったのではないか。世の中の煩わしさから逃れたかったのかもしれない。彼女達が選んだ自殺による死を、私はとやかく言うつもりはないが、残された家族や子供たちのことを考えると、また遺族が深い悩みと苦しみを背負いながら生きていかなければならないのかと思うと、心苦しくなるのである。家族が自殺したと聞いて、大変なショックを受けて現地に駆けつける。そこには見ず知らずの人々と一緒に最後を迎えた家族がいる。家族にも苦しみを話してくれず、見ず知らずの人と死を選んでしまった家族の心の痛みはなお一層深まるのである。

特に若い20歳代でのネット心中では、リストカット、アームカット、レグカットなどの自傷行為をしている人もいる。自傷行為そのものは「死」を目的とせず、心理的・精神的苦痛をカットすることにより緩和する行為と言われている。リストカットを隠すためなのか、新たに再出発をするためなのかわからないが、カット部に入れ墨を入れている人もいる。いずれにしろ、幼小児期に何らかの問題を抱えていたのだろう。解剖時にリストカットの数を数えるが、心にうっ積した悩みを発散するために、あるいは何らかのメッセージを伝えたかったのか、何回の行為を繰り返したのかを考える。良き理解者や書物に出会い、立ち直っていく人もいれば、そうでなく孤独や虚無感や絶望感に心が押しつぶされ死を選ぶ人もいる。リストカットの傷は死者の心の傷、苦しみ、悩みを訴えてくるが、若い人だけに一つの未来が消えていくのは淋しいかぎりである。

《コラム》

死亡時の苦しみは死者の顔の表情にでるのだろうか

殺人などにより、苦しんですごい形相で亡くなれば、死亡後もそのままの形相であると思っている人もいるのではないだろうか。一般的に、検案する時には死亡後一定の時間は経過しており、早い場合でも6時間程度での表情であるが、苦しみの形相にはなっていない。あえていえば能面のようである。実際にはどんな亡くなり方をしようが、つまり苦しみながら亡くなっても、満足して亡くなっても死亡後少し時間が経てば皆同じ顔になる。検案時に顔を見て、この人はさぞかし苦しんだであろうとか、幸せそうに死んだとかはわからない。なぜなら表情は目、鼻、口、眉などの様々な箇所を動かす筋肉（表情筋）によって作られるが、死亡時の顔の表情は、表情筋が死後直後に緩み、その後、硬直（筋肉が硬くなる）を起こし、しばらく時間が経過すると再び緩んでくる。死亡直後からずっと顔の表情の変化を観察したわけではないので、観察する経過時間によって微妙な顔の表情の変化はあるかもしれないが、全ての人はこのような死体現象をたどっていくので、死亡時の表情は死体現象によって消え、ある一定の時間が経過すれば、一様な顔貌に変化する。ほとんどの人は目や口を閉じているが、たまに目が半開きになっていたり、また口は多少開いている人がいる程度で、それによって大きく表情が変わることはない。よくテレビドラマで目を大きく見開き、すごく苦しんだ形相の死体を演じている場面を見るが、このような表情にはならない。何か表情に意味を持つならば、表情を見ている側の心が、死者の顔が鏡になって、映し出されているのである。

ある事例を紹介しよう。自宅の浴室内で母親が3歳になる子供を抱いて血まみれになって死亡しているのが発見された。2人とも鋭利な刃物で数十か所刺されて死亡していた。犯人は未だに捕まっていないが、怨恨と思われた。犯人が部屋の中に入ってきた時、母親は子供を抱いて浴室に逃げこんだ状況であった。解剖時、母親の顔を見た時、刃物で刺され出血多量で死亡しているため、顔面は蒼白で白く化粧をし、深く悲しんでいるように見えた。それはさぞかし無念であっただろうと思ったからである。少し時間が経って見た時、微笑んでいるようにも見えた。まるでモナリザの肖像画のようであった。それは母親が子供を助けることはできなかったけれども、命をかけて子供を守ったことに対する母親の愛情を私が感じたからであろう。母親の顔の表情は私の感じた気持ちを表していたのである。死者の顔は能面のように、あるいはモナリザの肖像画のように受け手の心を鏡のように映し出して見えるのである。

人はどうして生まれてくるのだろうか

人はどうして生まれてくるのだろうか。どうして存在しているのだろうか。このようなことを考えること自体に意味がないかもしれない。武者小路実篤の著書の中にあったと思うが、「人は生まれたいといって生まれてきたのだ」といった内容のことが書かれてあった。子供は「両親の愛の結晶だ」と言われることもある。しかし、どうも私にはこの文章はしっくりこなかった。法医学の世界にいると、全ての子供がそのような生まれ方をしたのかどうか疑問に思う。また以前に検案をした際、40歳代の女性が自殺し、その娘に宛てた遺書の中で「生まれて来てくれてありがとう」という文面があり、「母親は子供の存在を生きがいにここまで生きてこれたのか」と思った。つまり、「自分の存在は親を初め人の生きる糧になるために生まれ、存在しているのだろうか」とも考えた。しかし、親子でも断絶状態で、死亡しても自分の子供や親を引き取らないこともある。後に、「誰一人として、自分から望んで生まれてきた者はいない。だからこそ、生きるということに疑問を生じる日があって当たり前なのだ。そうだとしたら、せめて互いに生きる自信を与え合って生きていくこと、それを真の『優しさ、愛』というのではないか」という文章に出会った時に、私はしっくりきた。どんなに望まれて生まれてきた子供であっても、自分からは生まれたいと言っていない。望まれようが望まれまいが、子供は親を選べず生まれてくる。生まれてきた環境が違う中で、どのように成長していくかも十人十色である。それぞれが十人十色の孤独な存在だと思い、認め得た時、そこには人に親しみを覚え生きていけるものである。

命の尊さ

「命は尊い」。同様に「殺人は罪悪である」という。どうしてか。この問題に対して、私は言葉として明確に答えることはできないが、日頃法医学を通して多くのご遺体と接してきたことから、思うままに述べたいと思う。「人の命は地球より重い」とよくいうが実際、物理的に重いわけではない。飛行機のハイジャックでも、人質に取られて多額の身の身代金を払ってでも助ける。しかし、国によっては人質の命にかえても、犯人の暴挙を許さず、戦闘になる国もある。また紛争地域では常に人が亡くなり、「命は尊い」などと言っていられない。しかし、そんな戦闘が日常になっている地域でも人々が亡くなると泣き、悲しんでいる映像が映し出される。そのような映像からは、特に家族が亡くなると、理屈なく自然と悲しくなるものだと推測できる。理由なしに、ただただ悲しいのであって、「命とは何か」、「命の尊さ」ということを、日頃から考えているからということではないだろう。「命」が危険にさらされていて、それゆえに「命のはかなさ」を知り、「命」が消えていくことの重みを心から肌身で感じているからだと思う。

「命」とは何かと考えた時に、何も人間だけではなく、この地球上にある動植物、魚類、昆虫などありとあらゆる生き物には命はある。地球は誕生してから約46億年であり、その歴史の中で一つの細胞が生まれ、それが多くの細胞集団になり、人間以外にも多くの生物が誕生した。人間が誕生する前には恐竜の時代だったろう。いずれにしろ、何億年という年月をかけて現在の我々が存在する。遺伝子によって生命の設計図が受け継がれてきた。人間になる遺伝子、ライオンやゾウになる遺伝子、昆虫や魚類になる遺伝子など様々な方向に別れて進化してきた。そういう意味ではどのような方向に進んでも命の誕生という点では平等である。何億年という時代を経て地球が育ててきた命が亡くなる。命は自分のものではなく、地球のものかもしれない。確かに両親の存在がなければ人は生まれてこない。しかし、精子と卵子が結合し受精卵となれば、自然に子宮内で赤ちゃんになり生まれて来るようにプログラムされている。命は両親だけのものではなく、地球の歴史そのものでもある。自分も他人も同じようにこの世に存在する。何億年もかかって誕生した命を自殺や他殺により、簡単に亡くしてしまえば二度と生まれない。その意味で命は大切である。地球の歴史からすれば、人の命は1秒もないだろう。しかし、その同じ1秒という一瞬のひと時に出会った友人や知人と共に生きたとしたら、ありがたいことだと思う。人だけではない、動物を含めた生き物すべてに対してである。

殺人は罪悪である。それは命を一瞬にして奪うだけでなく、両親、家族、友人など多くの人の愛情に育まれて育ち、死者の夢や希望など一瞬にして消し去り、多くの人の悲しみを誘う。地球の歴史でたった一人だけのオンリーワンの自分が消えてしまう。私は多くの他殺死体をみるが、一方的に殺された死者を見る時に、「何も告げることもできずに無念だったろう」とか「周囲の人々は悲しんでいるだろう」とか思うが、やはりこの世から消え去り、二度とこの人は蘇えることができないことに対して、それだからこそ家族を初め、周囲の人を悲しみに落とし入れることに対して、罪深いことをしたものだと思うのである。肉食動物は生きていくために、他の動物を襲う。これは生きて行くための自然の摂理である。人間も大昔は人間同士殺し合ったり、今でも戦争地域では多くの人が死亡している。しかし、それとともに多くの人が悲しみに打ちひしがれてる。殺し合いは自然の摂理ではない。

どうして「命は尊いのか」「殺人は罪悪なのか」、頭の中で理解するということも大切であるが、家族や知人の死あるいは、動物の死に出会ったりする経験の中で、理屈なしに感じ得ていくものだろう、あるいはそう感じ得るような教育が大切ではないかと思う。

同じ突然死でも高齢者と若い人における家族の対応の仕方は異なることが多い。高齢者の死は突然であっても、家族にとっても来るべき死がきたのかと、どうにか死を受け入れている、あるいは受け入れようとしている。むしろ死者とのこれまでの思い出に浸ったり、故人を偲んだりすることが多い。一方で若い人の場合は嘆き悲しみ、やり場のない悲しみにくれている状況を見ることが多い。特に若い人の死は家族にとって受け入れられない苦しみを伴う。逆に、その苦しみや悲しみが命の尊さを私にとって強く感じさせる。

(1) 小学生の死

小学生低学年の児童が高熱を出したため、病院を受診した。インフルエンザの感染症と診断され、解熱剤を処方され自宅で養生していた。翌日昼頃、母親が見ると様子がおかしいので救急車を要請したが、すでに死亡しており警察へ届出された。死因はインフルエンザによるものと推測されるものの、確定ができなかったため、行政解剖を行った。後日の検査結果で鼻粘膜からインフルエンザが検出され、脳が浮腫をおこしていてインフルエンザ脳症で亡くなったとわかった。1ヶ月ほどしてご両親が私に説明をしてほしいと訪ねてこられた。インフルエンザにかかっている児童は大勢いるのに「どうして私の子供が」ということ、「私たちに何か至らぬことがあってインフルエンザに罹ったのか」と自分を責める母親、「妹がいるので、同じことが起こるのか」という心配で、いずれも答えにくい質問であったが、両親、特に母親の自分を責める苦しみが痛いほど伝わってきた。未来ある児童が予期せず亡くなることは、死を受け入れられない苦しみとともに、児童が両親に愛情をもって育てられていたことが痛いほど伝わってきた。命の大切さと尊さが伝わってくる。

⑵ 青年の死

同棲していた20歳代の青年が自宅のアパートで突然様子がおかしくなり、病院へ搬送されたが死亡確認された。死因がわからないので警察へ届出され、行政解剖をおこなった。死因は大動脈解離という胸部の大動脈の内膜に傷がついて裂ける病気であった。一般には40歳以上の高血圧の人に多く、20歳代で発症したのは珍しかった。ご家族には病気の説明をしたが、「遺伝性があるのか」など質問を受けた。遺伝性の病気もあるが、今回はそのようなこともなく、考えられる原因が見当たらない。ただ「生まれつき血管の壁が弱かったのかもしれません」という推測しか答えられなかった。一応納得していただいたが、2～3ヶ月ほどしてから母親から電話をいただいた。亡くなった息子は中部地方から働きに来ており、母親は息子の将来を楽しみに生きてきたという。「どうしても死を受け入れられない」。「死ぬわけがない」。「同棲していた女性に殺されたのではないか」という悩みであった。もちろん「病気であり、殺されたわけでもありません」と何回も説明はしたが、向こうからはすすり泣く声が伝わってきて、話にはならなかった。その後6ヶ月～1年に1回の頻度で3年間ほど電話をいただいたが、同じ内容であった。母親がどれほど死を受け入れられない苦しみに悩んでいるかがひしひしと伝わってきた。普段、命の重みや尊さを感じることは少ないが、折にふれて命の尊さを意識することが大切だろう。

第5章　法医学は時代とともに

1．時代とともに増加する異状死体

奈良県を例に取ると異状死体の届け出数が年々増加している。平成7年（1995）では年間約800例でありその内、法医解剖数が約50体、令和元年（2019）には約2000体でその内約200体が解剖になり、3倍ほどになっている。30～40年程前は明らかな犯罪死あるいは犯罪性の高い変死体の解剖に限定されていたように思える。いわゆる絞殺、扼殺、刃物などの鋭器による犯罪死体や焼死、溺死などの変死体である。一般の人にとって、報道するマスコミの影響もあって、法医学は殺人事件ばかり扱っている特殊な存在に見えているのかもしれない。いつからともなく、解剖が徐々に増えてきた。殺人事件のような犯罪死は以前と比べてそれほど増加していないように思えるので、この増加は犯罪死の増加によるものではない。正確なデータはわからないが、その原因として高齢者社会や核家族を反映して独居者が増えたこと、さらに近所付き合いの減少などコミュニティの中に混じることが少なくなったことによる孤独死の増加によるのは間違いない。また発見が遅れるために遺体の腐敗が進む。そのため死因がわからず、また個人の特定が必要になり解剖になる。つまりこのような例が変死体のケースとして増えてきたことが大きな理由であろう。以前は孤独死自体が少なく、死因がわからずとも、強い犯罪性が疑われなければ積極的に解剖の対象にはならず、既往歴や現病歴から推定して検案で終わっていたように思える。また孤独死だけでなく高齢による運動機能の低下での転倒事故、認知症による徘徊事故が増え、自宅の庭や用水路、登山などでの転落などにより死亡する機会が増える。これらの事故は犯罪性には乏しいが、完全に犯罪を否定でない変死体であるため解剖することになる。このように高齢者の死亡が自宅での孤独死だけでなく、屋外での死亡事故も増えてきた。一方で、このような高齢者の死亡の増加だけでなく、時代を反映して死因究明という観点から犯罪性が乏しくても解剖する機運が高まってきたこと、またPCR検査が発達し、遺体が腐敗していてもDNA鑑定で個人の特定ができるようになり、その試料として死者の血液、筋肉や骨髄などを解剖することによって採取することが増えてきたことによるだろう。以前は孤独死で亡くなる人も少なく、またDNA鑑定ができない時代は歯の治療痕や顔貌、体型、手術痕の有無など外表所見や血液型で個人を特定していた時代で、また死因を究明する機運も低く、解剖せずに検案だけで済ませていた時代であった。そういう意味では死因は不正確であり、個人の特定も厳密ではなかった。高齢者の場合、高血圧や糖尿病、高脂血症などの成人病を持っていることが多いため、動脈硬化などの血管病変に基づく心筋梗塞、脳内出血などや肺炎などの死因が推定されるが、若年者は成人病を持っていないので、死因を推測できないことが大半である。さらにこのような若年者や中高年でも病歴がなければ、死因の推定が難しいため以前に比べ積極的に解剖を行うようになってきた。この解剖は平成25年（2013）から施行された新法解剖の対象事例になっている。こういう点から、法医解剖は今や事件性の高い人だけでなく、事件性が低く病死と思われても死因を明らかにするため、また隠れた犯罪死を見逃さないために解剖が増えてきており、その対象となる解剖の内容が以前とは変遷してきている。

時代による犯罪の傾向

誰がみても犯罪とわかる絞殺、扼殺などひもや手で首をしめて窒息死させたり、刃物で刺したり、撲殺したりといった犯罪死は現在においても40年前と比べてその数はそれほど増えていないように思える。また水中死体では川や海などで死亡して発見され、焼死体では家屋の火災現場から発見される。このような水中死体や焼死体も以前から解剖の対象になっており、特に現在に至ってもその数はそれほど増えていない。水中死体や焼死体は明らかな犯罪死というよりも変死体で、生きたまま川や海へ放り投げられたり、放火殺人で焼死するということでない限り、多くは自殺や不慮の事故で起こることが多い。しかし、事件性は否定できないので司法解剖になる。水中死体や焼死体以外にも交通事故、災害死なども依然と比べて解剖数が特に増えた傾向はない。すなわち以前から犯罪死や変死体の数は増えていないと思われる。近年、孤独死が増え、死因を究明しようとの機運の高まりと相まって、以前では解剖対象にならなかった非犯罪死体の解剖の割合が増え、20～30年前に比べて3倍位、解剖の数が増えたのである。一方で、私が感じるのは犯罪死体において、その犯行に至る動機であろう。以前は怨恨、もの取り、喧嘩などその原因はシンプルであった。また誘拐事件においても金銭目当てであった。しかし、メディアでも報道されるように「誰でもいいから殺したかった」「殺して解剖してみたかった」「人の幸せを壊したかった」など明確なわかりやすい動機ではなく、理解不能になってきた。また誘拐事件にしても金銭目的ではなく、親の悲しみ、苦し見をみて楽しむ愉快犯のような犯罪が増えてきた。すなわち、絞殺、扼殺《やくさつ》、刃物のような鋭器や棒や石のような鈍器を使った犯罪死の数はそれほど増加していないものの、明らかにその動機が変化してきているのである。このような変化は社会構造の変化からくる人の心の変化やネット社会による人と人との交流の変化によるものであろうが、ゆがんだ心理が犯罪へとつながっているのだろう。また、数自体は非常に少ないが、分娩中あるいは分娩後まもなく殺す嬰児殺（図15）は減少した実感はある。以前は汲み取り式の便所に産み落としたり、未成年者が知らない間に妊娠する、あるいはいらない子であったりして、処置に困ってビニール袋やごみ袋に容れて、ロッカーやゴミ捨て場に捨てられているのが発見され、カラスがつついてごみ袋から足が出ていたり、ごみ収集の際に作業員に気づかれたりした。このような嬰児《えいじ》殺しは少なからず経験することがあった。逆に、児童虐待で死亡する事例はそれほどなかったように記憶している。いつのまにか、この傾向は逆になり、嬰児殺しはほとんど経験することがなくなり、それとともに虐待で死亡する事例が増えてきている。避妊の方法が進んだために、嬰児殺が少なくなったのかはわからないが、何の罪もない嬰児が殺されていくのは辛いものである。

2. 死に寄り添う法医学

法医解剖は死因の究明だけでなく、傷があればその凶器や死因との関連性、死亡の様態、死亡時刻

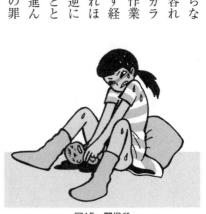

図15　嬰児殺

の推定など多くのことを判断しないといけない。体に見られる傷が転倒してできたとか、誰かに何かをされたとかは死者は話さない。傷があるという事実を見せているだけである。傷を検案・解剖する医師が見逃さず、その傷がどのようにして生じたか判断しているのである。したがって、少しでも死者の体から発しているメッセージを解剖医が見逃さず受け取り、死因の決定など正確に医学的判断を下すように心掛ける必要がある。それには死者と〝かかわり〟をもって望む必要があろう。〝かかわり〟を持つこととは死者に対する〝愛情〟であると思っている。「愛情に対する反対は無関心だ」と何かで読んだが、まさしく死体に対してもその通りであろう。どんなに小さな無意味な傷と思えても、軽率に扱うか、あるいは何らかの情報を発していると考えて丁寧に見るかである。ご遺体に〝かかわり〟を持つならば、小さな傷も何らかの重要なメッセージを発信していると思い、自ずと注意する。無関心ならば小さな傷にもこだわらない。死者のメッセージを受け取れるかどうかは解剖医の死者に対する愛情にかかっているといっても過言ではないだろう。「死」は平等であるという。それはどんな人にもやってくるからである。確かに何人も「死」からは逃れられない。しかし、病院で亡くなる人、1人で亡くなる人、殺される人、事故死する人、自殺する人、高度に腐敗して発見される人など死亡する場所、死に様は様々で不平等である。また一方で、幾多の死に様に対して、人は平等な接し方をしない。高度に腐敗した人と病院で亡くなった人がいた場合、同じように接するだろうか。もし両者ともに死因がわからず解剖しなければならないとすれば、法医学者にとっては両者ともに同様な姿勢で向きあう。多種多様な死亡者に対して、同じように接することが大事だ。死に様で異なる対応を取り、拒絶反応を示していたら、解剖もおろそかになり、それは大きな見逃しになる。夏場の高度腐乱死体ではウジ虫が無数に遺体にむらがっている。腐敗していれば解剖しても得られる情報は少ない。またウジ虫の発生は、見ていて気持ちのいいものではないが、それだけでいい加減な解剖はできない。腐敗の場合、全く死因がわからない場合もあるが、骨折していたり、頭蓋内出血や消化管出血があったりと死因がわかる場合もある。腐敗死体は解剖してもわからないと決めつけておろそかな解剖をしていたら、わかる死因もわからなくなる。そこには生者だけでなく死者に対しても、感情的、生理的に苦手な死に様のご遺体に対しても真摯に向き合うことが法医学者の取るべき態度である。それが死者に対する愛であり、それほど意志的なものであり、それほど人格的なものだということだ。

3. 私の死生観

今振り返ってみると、高校時代の友人の死、そして大学院生時代に感動を与えていただき、開眼させていただいた関東にある大学の薬理学教授との若い時の出会いは、私の人間形成に大きく影響し、最大の喜びであった。もし出会わなかったら、自分はどうなっていただろうか。この出会いが死生観を形成する大きな出来事であった。

(1) 死と向き合う経験

私がはじめて死と向きあう状況に直面したのは小学生の低学年であった。子供の頃は和歌山県にある親戚の家に夏休みや春休みなど休みのたびに遊びに行っていた。夏の日に富田川という川でアユとりを兼ねて泳いでいた。雨も降っていないのに急に水かさが増え、川の真ん中にいた私は岸に帰れなくなり流されてしまった。200m程流された時、たまたま川が蛇行していて、その湾曲部に衝突し、そこには岸の砂利が川底に落ちないように金網がはっていたため、その金網につかまっていたところ、真っ青な顔をして親戚の人が助けにきてくれた。流されていた時、「死」ということは意識することはなかったが、「どうなるのだろう」と思っていた。後でわかったが、上流で雨が降り出したため、川の水が急増したとのことであった。

2回目は高校2年生の時であった。親戚の家で、夜に降り注ぐ星空を見ているとすごくロマンを掻き立てられた。そのため、天文地学クラブに入り、また星空の写真を撮影するために写真クラブに入っていた。夏休みにクラブの野外活動で淡路島に行った。昼間は地層の勉強をし、夜は海岸でキャンプを張り星空を眺めていた。キャンプを張っていた海岸の目の前の沖合に小さな島があり、少し距離はありそうだが「何とか泳いでいけそうだ」と思い、一人泳いで渡った。しばらく島を散策した後、夕方岸に向かって泳いで帰ろうとしたが一向に岸に向かっていかず、どんどん流されていったのである。30分位泳いでいたが、疲れてきた。さすがにこの時は「死」というものを意識した。幸いにクラブの先生が漁師の船に乗って助けに来てくれたが、先生の顔は真っ青であった。漁師さんの言うには「この島の周りの海はある時間になると渦潮になり、流れが変わるのだ」という。もし助けが来なかったなら、渦潮の中に飲まれて死んでいた。それ以来この島のことは忘れていたが、数年前に、観光で淡路島の南にあるホテルに泊まり、ベランダから海を見た時に目の前に見覚えのある島があった。その島は「大園島」といって源平時代に安徳天皇の行在所が置かれた島であった。当時泳いで渡ったのがこの島であったように思う。その後、「死」というのは「一歩間違えるとそばに寄ってくるもの」、いや「隣り合わせ」だと思った。この2つの経験が、「死」ということについて意識するようになった。

決定的に「死」と向き合うことになったのは、高校3年生の時に友人が原因不明の突然死で死亡したことである。あす文化際ということで、遅くまで写真の展示をして一緒に準備をしていた。夜8時頃に「あした、頑張ろう」と言って別れたのが最後になった。当日朝、彼は現れなかった。担任の先生に尋ねると、今お母さんから電話で「早朝に亡くなった」という連絡を受けたということであった。その日はまだ信じられなかったが、葬儀の際に彼の顔を見た時、死を受け入れなければならなかった。今まで「死」について意識はしていた。自分の経験ではいずれも溺れかかったという事故であり、「危険なことをしなければ大丈夫」と思っていた。「死」は高齢者にのみ訪れるもので、まさか17歳の友人に「死」が襲ってくるとは考えてもみなかった。それ以後、夜に寝床に就いたとき、耳元で高鳴る動悸が聞こえ、2回の溺死になりかけた体験が加わり、「このまま眠るとあすの朝には死んでいるのではないか」と不安になり眠れない日々が続いた。「死」という文字が脳裏から離れなくなり、「死とは何か」について考える、いや思い悩むようになった。

これ以来「死とは何か」という課題が私に与えられた。人として生まれた以上、「死」は年令や性別に関係なく、どのような人にも平等に到来し、いつ、何が原因で死ぬかもしれない。「死」が高齢者だけに訪れると思うのは間違いである。若くても、実は「死」は目前に迫っているのかもしれない。自分は「死」を忘れていても、「死」の方は忘れずに、いつかは襲ってくるのである。人はいつ、どのような死に方でなくなるかわからない。確かに「死」の到来は平等であるが、「死」がいつ襲ってくるかは不平等である。「明日の自分がいるのは空想であり、可能性でしかない」ならば、「今日という日を、今という瞬間を一生懸命生きないといけない。」そう思うようになった。死というものを目の前において生きること、つまり、人間には限りがあるということを知ることは生きることの大切さを教えてくれる。

「一生懸命生きる」とは何か。「明日は、明日は…」と夢を見ながら、大切な一日を無駄に過ごしたならどうだろうか。その日に喜びを感じなければならない。今日という一日に全力を尽くして、一歩一歩進む以外にない。まず一歩を確実に歩むことが大切である。「人生とは一日一日である。」という言葉どおりである。私は情熱を失なわずに黙々と日々を過ごしてきたつもりである。情熱は永続性を伴い、永続性は努力を伴うものである。未完成の自覚を持って絶えず努力していくところに青春があると考えている。たとえ、いくつになっても謎に直面し、自分はまだまだと思って努力していくならば、そこに青春がある。「20歳だろうが80歳だろうが、とにかく学ぶことをやめてしまったものは老人である」。「自分の青春を、老年になって初めて経験するような人がいる」という言葉のように青春は年齢を問わない。情熱を失ったとき、それが私にとって青春の終わりなのである。一日をおろそかにすることとは一種の自殺だということを絶えず考えておく必要がある。仮に70年生きるとして、本当に自分が生きたと思う日は果たして幾日あるだろうか。実に無駄なことをして一日一日を送りがちである。

(2) 邂逅(かいこう)

人生において「邂逅」は大事な出来事である。出会い、巡り合いである。ある人との出会いによって自分の人生の方向が変わってしまうことがある。私は医学部を卒業して法医学教室の大学院に入学した。卒業すれば内科に進みたいと考えていたが、具体的に行きたい科はなかった。そこで基礎医学である法医学で一日解剖を勉強しながら、本当に行きたい臨床の科目を考えようと思っていた。大学院2年生の時に、研究テーマの関係で関東にある大学の薬理学教室で勉強させていただくことになった。教授にお会いして自分の研究テーマを説明した。その時に、教授の熱のこもった迫力のある話し方、そして世界を相手に戦っているような研究内容を話ししていただいた。何か言葉で言い表せない様な背筋が凍る思いがした。「感動」といっていいかもしれない。「ノートを取らなくていいのかね？」と言われた時、自分自身を恥じるとともに、教授の学問に対する厳しい姿勢を感じた。「研究の苦しさ、孤独感がある一方、喜びや充実感があるんだ」と、そして「君もそれを味わってみたらどうかね」と言わんばかりに私には受け取れた。つまり言葉としては表れない教えを肌で感じ取れたのである。研究とはこんなものであるという教授の信念と気迫に直接触れたような気がした。教授との出会いは未知の人生への門出の日、いや青春の門であったと思っている。

第一に自分が感動した、あるいは模倣したいと思う理想の人間像に出会うことである。そして、その時の感動を基礎として、自分もこうありたいと願い、そこに理想像を確立することが重要である。自分の尊敬する人物(書物)に学ぶことはやがて人生を学ぶことであり、そこから色々なことがわかってくる。出会いは青春時代の最も大切な問題である。そして邂逅によって眼を開かれた時に、感謝の念とともに、人生は幅広いものになるだろう。しかしながら、出会いは誰にでも来るとは限らない。なぜなら、出会いを出会いたるものにするためには、出会った人の信念と気迫に触れるための感受性をもっていなければならない。そのために、常に自発的に物を考える精神を持つ必要がある。「なぜか?」という疑問を抱いたり、「自分の人生はどうあるべきか?」と自問することが大切である。年齢が若くてもこの問いを失った人間は青春から遠ざかっている。しかしどんな年齢でも青年と同じ問いを持った人間は永遠の青年である。この問いかけを忘れず、求道の精神を持ち続ければ必ずや素晴らしい出会いがあるだろうと信じている。

(3) 私にとって勇気をくれる一言

20歳後半の頃、大学の同級生が亡くなったことを聞いた。彼女とは学生時代に挨拶をする程度であった。共通の友人の結婚式に出席し、同じテーブルの隣の席についた。私は法医学教室に所属し、彼女は臨床に所属していた。世間話をしていたが、ある時彼女は「羽竹君いいね」と言った。「どうして」と問い返したが、しばらく無言でうつむいていた。その時は、あまり気にかけなかったが、1年半後、病気で亡くなったことを聞いた。長い間、病気と闘っていたという。あの時の「羽竹君いいね」の意味がわかった気がした。おそらく彼女は死を意識していたのだろう。そんな彼女に対して無頓着にも、自分の将来や夢を語っていたのかもしれない。それを聞いていた彼女がどのように思って聞いていたのだろうか。彼女の生の時間が目の前に設定されているのに比べ、私の時間は夢と目的を実現するために無限に広がっているのを羨ましく思えたのかもしれない。あの時の「死」を見つめていた彼女の「羽竹君いいね」という言葉は、それだけ「生きる」ことの「重みとすばらしさ」を教えてくれるに足る言霊であり、いつまでも耳に残っている。心疲れた時など彼女の言葉を思い出すたびに、勇気づけられ、立ち直るきっかけを作ってくれる。

(4) これからの人生

青年のような心を持ち続ければ、年齢に関係なく青春である。しかし高齢になれば、青年時のような無限の可能性は無くなっているのは確かである。なぜなら、若い時に多くの夢を見たことや希望は、今まで生きてきた間に実現できず諦めていくことも多かった。この意味において人生とは諦念(あきらめ)への修行なのかもれない。「ただ老いる」だけの日々ではなく、毎日の生活の中で自分なりに愛を込め、多くの人達とふれあい、自分にしか作ることができない、また自分にしか生きることができなかった日々を通しての貴重な財産を作ってきたつもりであり、また今後もそうしたいと思っている。私にとって財産とは「思い出」であり、財産を作るのが人生であり、余生とは青春の情熱がなくなり、蓄えた財産に浸り、今まで出会った人々に思いを馳せながら過ごすことである。

さいごに

　私なりに法医学とは何か、社会とのかかわり、記憶に残る事例を述べてきた。その中で、亡くなった方々から命の大切さや人生とどう向き合って生きていけばよいかなど大切な多くのことを学んできた。その中で忘れ難いご遺族の願いを紹介したい。

　ご遺族から心温まる言葉と手紙をいただくことがある。ある時、山中で男性が死亡して発見された。登山中に亡くなったものと思われ、遺族から捜索願いが出ていた。司法解剖の結果、転落による損傷での死亡であった。しばらくして他府県に嫁いでいた死者の娘さんから電話をいただいた。「司法解剖時の父の写真をいただけないか」ということであった。警察へ頼んだが断わられたため、私の方に依頼してきたのである。当初はお断りしていた。しかし、何回も電話や手紙をいただき、ご遺族の熱い願いにより、解剖する前に全身を撮影した一枚の写真だけならお送りすることで了解していただいた。死亡した父親との間に事情があり、しばらく音信不通であったため、遺影がなく心の整理がつかないということであった。その時、私は「この写真はあくまでご遺体の写真であり、子供さん初め誰にも見せないで、金庫か何かに保管しておいて下さい。一度写真を見れば、その姿を心に刻んでお父さんを忍んであげて下さい」とお願いして送った。その後、お礼状の手紙をいただき、それから10数年経って忘れた頃に、電話がかかってきた。「改めて当時のお礼を伝えたいので大学まで行きます」ということで、お会いした時に、「写真を送ってもらったお礼、そしてさらに励みになる言葉をいただいたお礼を直接会って言いたかった」とおっしゃった。「どうしてそんなに思われるのですか。私は写真を送っただけで特に何もしていませんが」と言った。「写真を送っていただく前に何回も電話をしたり、手紙を送っても丁寧に答えていただいた。父が亡くなり頭が真っ白であった時に、色々と話を聞いていただいて、心救われました。」と答えられた。

解剖をして死因を究明したり、事件の解決に役立ったりするとうれしく、法医冥利につきる。この事は法医学の知識や技術のレベルをあげようとするモチベーションになる。原則的には事件性のある司法解剖の場合、解剖結果は機密性が高く、解剖医自身がご遺族に会って直接解剖結果を説明せず、警察官から説明をする。特に奈良県ではそうである。したがって、ご遺族に結果について説明不足となり十分納得できないことも多いであろう。しかし、今回の言葉は医学的な内容の説明に対する感謝というよりも、父親の死に接した時の悩みに答えてもらえたという感謝であった。今まで解剖によって「死因が明らかになって胸のつかえがとれました」ということでお手紙をいただくことはあった。しかし、今回予期せぬ死に接して、「どう向き合っていこうか」、「どのように心の整理をつければいいのか」など大変悩まれていたように思う。そのような時に私が答えたことに大変感謝していただいた。このような悩みに私は的確に答えることができたかどうかはわからないが、「亡くなった後でも、解剖して父親の死因を調べてもらうことにどんなに救われ、生きた証として死を受け入れることができたか」、そして帰り際に「法医学は診断技術や知識も大事だけれども遺族の思いを救う医師を育ててください」と言われたことに胸打たれた。

「40年の法医学を通して、多くの死者から学んできた教えに、お返しできた」とつくづく思った。

「この道より、我を生かす道なし。この道を歩く（武者小路実篤）」という生き方で今日まで来た結果でのご遺族との出会いは忘れ得ない。

このように法医学は人々に寄り添う学問であることを理解していただければ幸いである。

2021年9月　羽竹勝彦

参考文献

「亀井勝一郎全集」講談社、1971年
「死体が語るもの」奈良医学雑誌、2003年、羽竹勝彦
「奈良県における孤独死の状況」奈良医学雑誌、2021年、羽竹勝彦

羽竹勝彦 プロフィール

平成7年4月～平成31年3月　奈良県立医科大学法医学教室教授
現在　奈良県立医科大学　名誉教授
奈良県立医科大学法医学教室非常勤講師
放送大学　客員教授
大阪府監察医
兵庫県監察医

○感謝状
兵庫県警察本部刑事部長、奈良県警察本部長、法務大臣、奈良地方検察庁、近畿管区警察学校長、奈良県知事

○表彰状
警察協力賞（警察庁長官）

京阪奈新書
命に寄り添う法医学 ―「愛」と「生」と「死」と

2021年10月14日　初版第1刷発行

著　者：羽竹　勝彦
発行者：住田　幸一
発行所：京阪奈情報教育出版株式会社
〒630-8325
奈良市西木辻町139番地の6
URL:http//narahon.com/　Tel:0742-94-4567
印　刷：共同プリント株式会社

ISBN978-4-87806-758-7

京阪奈新書創刊の辞

情報伝達に果たす書物の役割が著わしく低下しつつある中、短時間で必要な知識や情報の得られる新書は、多忙な現代人のニーズを満たす活字文化として、書店の一画で異例の繁栄を極めている。

かつて、活字文化はすなわち紙と印刷の文化でもあった。それは、人々が書物への敬意を忘れなかった時代でもあり、読書を愛する者は、知の深淵へと降りていく喜びと興奮に胸を震わせ、嬉嬉としてページを繰ったのだった。

日本で初めて新書を創刊した出版界の先達は新書創刊の目標として、豊かな人間性に基づく文化の創出を揚げているが、活字文化華やかしころの各社の新書の中からは、文化を創出する熱い志（こころざし）に溢れた古典的名著が数多く生まれ、今も版を重ねている。

デジタル時代の今日、題名の面白さに凝ったおびただしい数の新書が、入れ代わり立ち代わり書店に並ぶが、昨今の新書ブームには、アナログ時代の新書にはあった大切なものが欠落してはいないだろうか。

ともあれ、このたび我が社でも新書シリーズを創刊する運びとなった。

高邁（こうまい）な理想を創刊理念として掲げ、実際に人生や学問の指標となる名著が次々と生まれた時代への熱い思いはあるが、適度な軽さもまた、デジタル時代のニーズとしてとらえていくべきだろう。

とにもかくにも、奈良にどっしりと腰を据えて、奈良発の『知の喜び』を形にしてゆきたい。

平成二十九年　晩秋

京阪奈情報教育出版株式会社